d
o
h

d
o
h

Dr. med. Dirk Hasselmann

Heller Hautkrebs

Und wie Sie ihn in den Schatten stellen

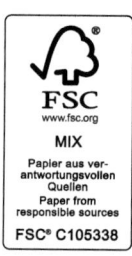

Bibliografische Information der Deutschen Nationalbibliothek:
Die Deutsche Nationalbibliothek verzeichnet diese Publikation
in der Deutschen Nationalbibliografie; detaillierte bibliografische Daten sind im Internet über http://dnb.dnb.de abrufbar.

2. Auflage 2018

TWENTYSIX – Der Self-Publishing-Verlag
Eine Kooperation zwischen der Verlagsgruppe Random House
und BoD – Books on Demand

© 2018 Dr. med. Dirk Hasselmann

Herstellung und Verlag:
BoD – Books on Demand, Norderstedt

ISBN: 978-3-740-74964-4

Illustrationen vom Autor
Grafik: braingraph/ PixieMe/ Faberr Ink/ Shutterstock.com

Inhaltsverzeichnis

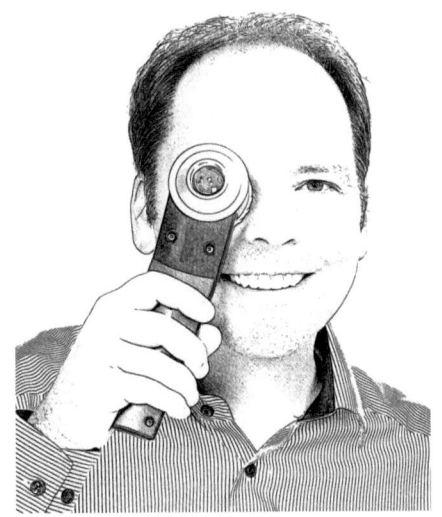

Abb. 1 Der Autor bei der Arbeit

www.hautarzt-homburg.com

I Einführung

Bevor wir in die Materie voll eintauchen, möchte ich Ihnen zwei typische Geschichten erzählen, wie ich sie so oder ähnlich in meiner Praxis erzählt bekomme.

«Beim Blick in den Spiegel bemerkte ich erst einen kleinen roten Fleck an meinem rechten Nasenflügel. Zunächst war er nur so groß wie ein Punkt. Ein paar Wochen später reifte er zu einem richtigen Pickel. Hautunreinheiten hatte ich schon immer, das war nichts Ungewöhnliches. Ich drückte drauf herum, versuchte, ihn auszuquetschen. Wie man es eben in solchen Fällen macht. Das Biest war jedoch hartnäckig, es wollte einfach nicht weggehen. Dann fing es immer wieder an zu bluten, schon wenn ich nur mit dem Handtuch darüber rubbelte. Das war auch erst nicht schlimm, denn die kleine Blutkruste in der Mitte verschwand zwischendrin noch mal, so dass ich dachte, die Hautunreinheit wäre endlich weg. Nach einem halben Jahr zweifelte ich zunehmend daran, dass es ein normaler Pickel war. Er war nicht wirklich verschwunden, er wuchs eher, war hart und glich mittlerweile einer Warze. Schließlich fasste ich Mut und ging zum Hautarzt.»

Ein anderes Beispiel:

An seinem siebzigsten Geburtstag saßen alle gesellig beisammen. Die Kinder und Enkel waren da, ein paar Nachbarn und Freunde aus dem Gartenbauverein auch.

9

Die Nachbarin von gegenüber brauchte offensichtlich erst ein zweites Glas Sekt, bevor sie mit roten Wangen zu ihm sagte: «Sag mal, du hast aber trockene Haut auf deiner Stirn. Du musst dich mal mehr eincremen.»

Reflexartig fuhr er mit der Hand über die vielen harten, rauen Hügel. Es fühlte sich an, als strich er über ein grobes Reibeisen. Nicht nur auf der Stirn, auch an seiner Glatze saß ein Hornkegel am nächsten. Die hatte er schon jahrelang. Wenn er versuchte, einen Kegel wegzukratzen, hielt ihn ein stechender Schmerz davon ab und es fing ein bisschen an zu bluten.

Am nächsten Tag kaufte er gleich die Fettcreme, die ihm die Nachbarin empfohlen hatte, in der Drogerie. «Die hilft mir immer», hatte sie geschwärmt. Fleißig cremte er daraufhin jeden Tag seine Stirn und die Glatze ein. Und tatsächlich, die rauen Stellen wurden etwas weicher, aber ganz verschwanden sie doch nicht, was ihn beunruhigte.

Sind auch Sie vom hellen Hautkrebs betroffen? Haben Sie Angehörige oder Bekannte in Ihrem Umfeld? Dann sind Sie bei weitem nicht alleine. Der helle (oder auch weiße) Hautkrebs ist in Deutschland mit jährlich über 230.000 neuen Fällen der mit Abstand häufigste Krebs überhaupt. Vorstufen, wie aktinische Keratosen sind dabei noch gar nicht mitgezählt. Erfreulicherweise endet er in aller Regel nicht tödlich, da er nicht so gefährlich ist, wie beispielsweise der schwarze Hautkrebs, das maligne Melanom. Aktinische Keratosen und Basaliome streuen so gut wie nie in andere Organe. Plattenepithelkarzinome, die zweithäufigste Form des hellen Hautkrebses, metastasieren nur selten und nur in weit fortgeschrittenen Fällen.

Wir werden immer älter. Das ist zunächst eine gute Nachricht. Das bedeutet aber auch, dass wir dadurch in die Lage kommen, unseren Hautkrebs überhaupt erst zu erleben. Am häufigsten tritt er im 6. und 7. Lebensjahrzehnt auf und wir haben mittlerweile sehr gute Chancen, dieses Alter zu erreichen – mindestens! Ein Bauer, der vor einigen Jahrhunderten tagein, tagaus in praller Sonne die Felder bestellte, starb zumeist, lange bevor er die UV-Schäden an seiner Haut bemerken konnte.

Nach einer Auswertung der Krankenkasse KKH hat die Häufigkeit des hellen Hautkrebses zwischen den Jahren 2006 und 2015 um 133% zugenommen. Auch in meiner Homburger Hautarztpraxis fällt mir diese Zunahme bei der täglichen Arbeit auf. Bestimmt verbringe ich mittlerweile die Hälfte der Sprechstunde in irgendeiner Form mit dem Thema Hautkrebs: angefangen mit den wichtigen Vorsorgeuntersuchungen, mit der Behandlung von Krebsvorstufen, mit Operationen (klassisch durch Schnitt und Naht oder mit Lasertechnik) und schließlich mit der über Jahre dauernden Nachsorge meiner Patienten. Es gibt für uns Hautärzte genug zu tun, wie Sie sehen ...

In einem Artikel der Zeitung „Der Tagesspiegel" vom 16.09.2014 lautete die Schlagzeile „Heller Hautkrebs - zwischen Alarmismus und echter Gefahr". Dort wird sinngemäß vor Panikmache gewarnt, er verlaufe schließlich nur in unter einem Prozent der Fälle tödlich. Einmal erkannt sei er schnell entfernt und die Sache ist erledigt.

Was fangen Sie dann mit diesem Ratgeber an?

Mir fiel auf, dass man zwar vereinzelt in Artikeln wie dem oben genannten oder im Internet Informationen und Aufklärungskampagnen aufschnappt, es aber keine umfassende und unabhängige Abhandlung des Themengebietes gibt, speziell aufbereitet für Sie: Patienten, Angehörige und Interessierte. Es fehlte eine Informationsquelle, die den ganzen Bogen von der Prävention über die Therapie und schließlich die Nachsorge spannt, ohne - und das ist mir sehr wichtig - von einer Interessengruppe (Industrie, Versicherungen etc.) beeinflusst worden zu sein. Von meiner Hautarzt-Praxis für Ihren Alltag sozusagen.

In diesem Ratgeber finden Sie keine Panikmache, dafür umso mehr verständliche Informationen mit klarem Alltagsbezug, wie Sie den hellen Hautkrebs bewältigen, in Schach halten und Schlimmeres verhindern können. Ihn eben in den Schatten stellen!

Ich widme dieses Buch meinen Patienten, die zwar meistens keine unmittelbare Lebensgefahr durch ihre Hauterkrankung verspüren, aber sich eben mit ihr arrangieren müssen. Sei es, weil sie im Laufe ihres Lebens immer wieder einen Hautkrebs bekommen haben, deshalb schon viel Zeit beim (Haut-)Arzt verbracht haben oder die ein oder andere stigmatisierende Narbe übrig behalten haben.

Liebe Leser, starten wir mit diesem Ratgeber, indem wir uns zunächst einmal die Frage stellen: Was ist das überhaupt, der «helle» Hautkrebs ...

2. Was ist ein «heller» Hautkrebs?

Im Grunde sind es zwei Hautkrankheiten, die wir darunter verstehen und die neunundneunzig Prozent der Fälle abdecken: das **Basalzellkarzinom** (auch Basaliom genannt) und das **Plattenepithelkarzinom** (Spinaliom oder Stachelzellkrebs). Beginnende Formen des Letztgenannten nennen wir **aktinische Keratosen**. Wörtlich übersetzt heißen sie «lichtbedingte Verhornungen», ich bevorzuge den Begriff «Lichtschwielen».

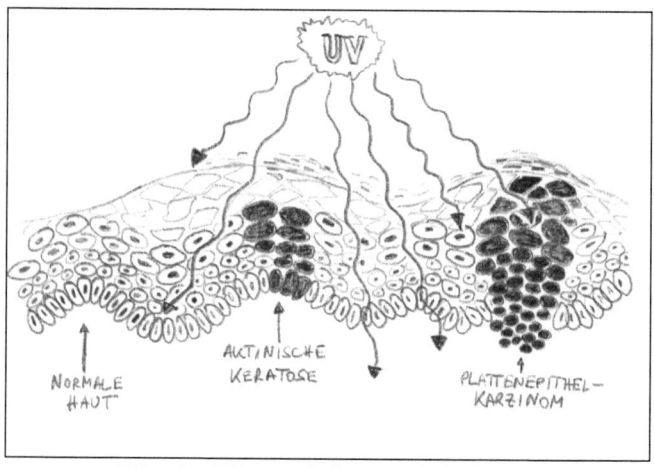

Abb. 2 Der Weg zum hellen Hautkrebs (v.l.n.r.)

«Hell» bezieht sich auch auf die Farbe dieser Hauterkrankungen. Sie präsentieren sich zumeist entweder weißlichhautfarben oder rötlich an der Hautoberfläche.

Natürlich gibt es davon Ausnahmen: Aktinische Keratosen und Basaliome können Pigmente enthalten

14

und dann bräunlich daherkommen. Das maligne Melanom wiederum kann in seltenen Fällen auch hautfarben bis rötlich aussehen, wenn die Krebszellen keine Farbstoffe produzieren. Wir Hautärzte nennen die Form «amelanotisch». Sie ist besonders gefürchtet, weil diese Melanomvariante aufgrund der fehlenden Farbe sehr schwer zu erkennen ist.

Hautkrebs ist in Deutschland die häufigste Krebsart überhaupt. Über 230.000 Menschen erkranken daran jährlich, davon etwa 28.000 an einem malignen Melanom. Die Zahlen stiegen in den letzten Jahren deutlich an: Wir werden immer älter, womit die Wahrscheinlichkeit steigt, die Folgen der Sonnenlichtschädigung unserer Haut zu erleben. Bei Kindern sehen wir Hautkrebs nur in seltenen Fällen, sie sind eine Rarität.

Wir verbringen unsere Freizeit gerne draußen. Wir fahren im Urlaub nach Süden in sonnigere Regionen, arbeiten am Wochenende im Garten, gehen Spazieren, Radfahren, Joggen oder – schlimmstenfalls – lassen uns im Sonnenstudio «grillen». All das ohne Sonnenschutz natürlich, denn es ist mühsam, sich dauernd mit einer Lichtschutzcreme einzureiben. Entweder haben wir gerade keine griffbereit oder wir mögen sie nicht gerne, weil sie klebt und Pickel macht und außerdem haben wir keine Zeit mehr, wir sind ohnehin meist spät dran. «Der Hut steht mir nicht, ich hatte noch nie ein Hutgesicht und andere tragen schließlich auch nichts auf dem Kopf. Ich wäre der Einzige und das ist mir peinlich», höre ich öfter.

Glauben Sie mir: Mir geht es wie Ihnen! Sonnenschutz ist echt aufwendig. Und ich gebe zu, dass ich auch nicht immer perfekt geschützt bin, aber verraten Sie mich bitte nicht weiter. Wie man es richtig macht, erzähle ich gleich.

Bestimmt haben Sie es längst erraten oder gewusst. Gemeinsam haben die Formen des hellen Hautkrebses ihre hauptsächliche Ursache: die Einwirkung von UV-Strahlen auf die Haut durch die Sonne oder durch die künstliche Bestrahlung in Solarien. Wie genau das UV-Licht Schaden anrichtet und schließlich Krebs verursacht, behandelt das nächste Kapitel.

3. Wie entsteht heller Hautkrebs?

Als dominierender Faktor bei der Entstehung dieser Hautkrebsformen gilt das UV-Licht. Sowohl UV-B-Strahlen (280-315 nm) als auch UV-A-Strahlen (315-400 nm) schädigen das Erbgut. Früher dachte man, UV-A könne keine DNA-Schäden anrichten und hielt deshalb Sonnenstudios mit ihren UV-A-Röhren für sicher. Man mut-

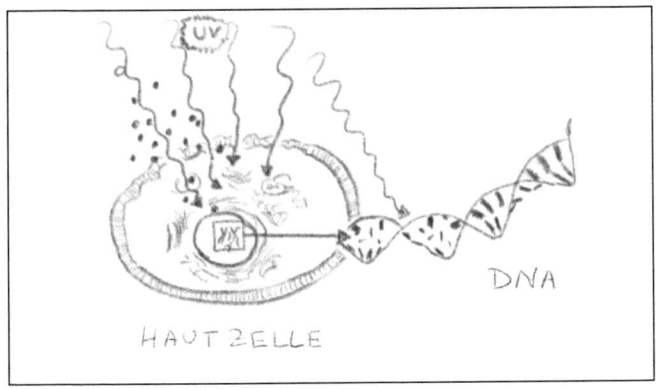

Abb. 3 UV-Strahlen schädigen die DNA der Hautzelle

maßte, dass sie nur bräunen, und daher nicht so gefährlich wie die Sonne sind. Leider wissen wir mittlerweile, dass auch UV-A das Erbgut der Hautzellen schädigt und Krebs verursacht. Glasscheiben in Fenstern und im Auto lassen übrigens nur UV-A-Strahlen durch, kein UV-B. Was bei sehr langer Bestrahlung der Haut passiert, sieht man eindrücklich bei LKW-Fahrern, die schon Jahrzehnte im Einsatz sind. In Kontinentaleuropa ist ihre linke Wange oft mit tiefen Falten durchsetzt und mit vielen braunen Flecken übersäht. Beim Linksverkehr in Australien ist es natürlich die rechte Gesichtshälfte.

Akute UV-Überdosierungen werden von unserem Immunsystem voller Eifer repariert. Wir erkennen diesen Noteinsatz an der wenig später auftretenden Entzündung (Rötung, Blasenbildung, Juckreiz, Schmerz) und nennen es einen Sonnenbrand. Die Haut versucht, sich nach Abklingen der akuten Phase vor weiterem UV-Licht selbst zu schützen, indem sie sich verdickt, eine sogenannte Lichtschwiele ausbildet. Außerdem produzieren die Pigmentzellen mehr braune Farbe, die die meisten Menschen sehr schätzen und dann gerne «gesunde Bräune» nennen.

Bei längerer oder immer wiederkehrender UV-Einwirkung können die Erbgutschäden nicht mehr vollständig repariert werden, die Haut altert schneller und es kann Hautkrebs entstehen. In diesem Zusammenhang wurde der Satz «Die Haut vergisst nichts» geprägt. Gealterte, lichtgeschädigte Haut erkennt man daran, dass sie immer dünner wird, Falten tiefer und zahlreicher werden und verschiedene helle und braune Flecken, «Altersflecken», dazukommen. Als anschaulichen Selbsttest, wie Hautalterung aussieht, zeige ich meinen Patienten gerne den Unterschied in der Hautbeschaffenheit zwischen den Innenseiten ihrer Oberarme und den Außenseiten ihrer Unterarme. Die Haut an den lichtgeschützten Innenseiten der Oberarme ist meist recht hell, weich, ebenmäßig und frei von Flecken oder Warzen. Anders sieht es an den seit Geburt der Sonne ausgesetzten Außenseiten der Unterarme aus: Verschiedene teils weiße, teils braune Flecken zieren die Haut, manchmal sind die Flecken zu flachen Warzen gereift und die Haut ist so dünn geworden, dass dicke Adern bläulich hindurchschimmern.

Wie sieht der Vergleich der Hautbeschaffenheit bei Ihnen aus? Für wie weit fortgeschritten halten Sie Ihren eigenen UV-Schaden?

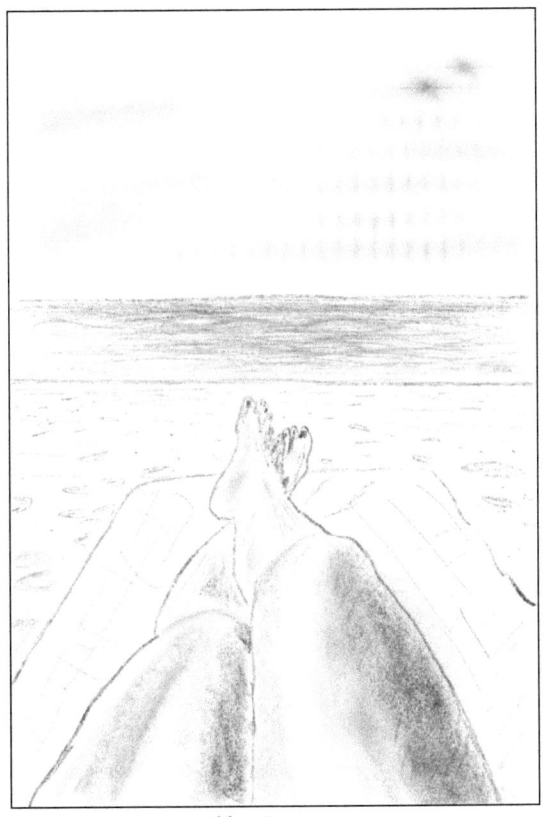

Abb. 4 La mer ...

Bei der Entstehung des Hautkrebses spielen mehrere Faktoren eine Rolle: Wie viele Sonnenbrände haben wir im Verlauf des Lebens durchgemacht? Wie viel Zeit haben wir insgesamt im Freien verbracht? Haben wir einen Hauttyp mit höherem Risiko – weiße Haut, blonde Haare, blaue Augen? Haben andere enge Familienmitglieder auch schon Hautkrebs gehabt?

Es spielt übrigens keine Rolle, ob die UV-Strahlung natürlich ist, das heißt, von der Sonne kommt oder im Sonnenstudio erworben wurde. Bildlich können Sie sich das vorstellen, wie ein UV-Licht-Konto, auf das man im Laufe seines Lebens nicht Geld, sondern UV-Strahlung «einzahlt». Hauttypbedingt ist es unterschiedlich, wie viel man auf dieses Konto einzahlen kann, bis irgendwann eine kritische Schwelle überschritten wird und der Hautkrebs dann ausbricht.

Wissenschaftlich bewiesen wurde der Zusammenhang zwischen UV-Licht und hellem Hautkrebs vor allem für Plattenepithelkarzinome und deren Anfangsformen, die aktinischen Keratosen. Diese Erkenntnis führte vor wenigen Jahren zur Anerkennung der beiden Erkrankungen als Berufskrankheit, wenn der Beruf mit Tätigkeit im Freien überwiegend zur UV-Belastung beigetragen hat.

Sonnenstudios sind im Laufe der Jahre wesentlich sicherer geworden, sagt die Industrie. Warum Sie besser dennoch einen großen Bogen um das Studio in der Nachbarschaft machen sollten, lesen Sie im nächsten Kapitel.

4. Warum soll ich nicht ins Sonnenstudio gehen?

«Also ich geh' da nur ganz selten hin. So ein- bis zweimal in der Woche. Und dann sowieso nur auf die schwächste Bank. Es tut mir einfach gut, die Wärme und das Licht. Ich brauch' das für mich. Gerade jetzt im Winter. Und für meine Knochen ist das auch wichtig, wegen dem Vitamin D, Sie wissen ja», höre ich so oder in ähnlicher Form immer wieder und vieles davon ist menschlich nachvollziehbar, aber dennoch nicht ratsam.

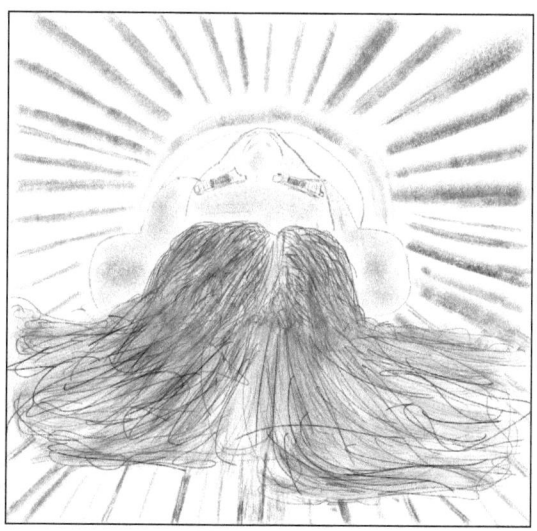

Abb. 5 In der Röhre

Wir besitzen ein Sonnenkonto, auf das wir jeden einzelnen UV-Strahl einzahlen. Dabei gilt das Motto: Steter Tropfen höhlt den Stein. Die Haut vergisst die Sonnenein-

22

wirkung nicht, so dass der schädliche Einfluss erst nach Jahren bis Jahrzehnten zur Geltung kommt. UV-A und UV-B schädigen unser Erbgut, die DNA, in den Zellen. Die meisten dieser Schäden kann das Immunsystem wieder reparieren, aber manches bleibt für immer zurück.

Das Perfide dabei ist, dass die UV-Strahlen neben der DNA-Schädigung auch gleichzeitig unsere Abwehrzellen in der Haut ausbremsen, was die Reparatur der DNA-Schäden behindert. Die Entstehung des Hautkrebses wird auf diese Weise zusätzlich begünstigt.

Wie wir gesehen haben, ist die Pigmentierung (Bräunung) der Haut nichts anderes als ein Schutzschild, unser Versuch, den Einfluss der UV-Strahlen zu vermindern. Diese Bräune gilt seit längerer Zeit bei uns als ein Zeichen für Attraktivität und Vitalität. Und deshalb nehmen wir UV-Strahlung nicht nur im Freien auf, viele wählen zusätzlich Solarien, um braun zu werden und Wohlbefinden zu erleben. Der Besuch eines Sonnenstudios ist somit auch zum Wellnessfaktor geworden. Und genau das wird von der Industrie der Sonnenstudiobetreiber beworben: Wellness, Wohlfühloase, «gesunde Bräune» durch «schonende» UV-Röhren, Vitamin-D-Produktion und - das habe ich neulich der Auslage eines Sonnenstudios gelesen: Schutz vor Krebs - ganz allgemein.

Wie - Schutz vor Krebs? Ich dachte, ich krieg ihn da erst, zumindest an der Haut? Da müssen wir uns einmal die

Fakten ansehen.

Im Jahr 2009 hat die Weltgesundheitsorganisation (WHO) UV-Strahlen - unter besonderem Einschluss der künstlichen Strahlung durch Solarien - in die höchste Kategorie krebsauslösender Faktoren eingestuft. Sie werden somit als genauso krebsfördernd betrachtet wie das Tabakrauchen ...

Früher dachte man, nur UV-B-Strahlen können Hautkrebs auslösen, deshalb hat man sie aus den Röhren der Sonnenstudios weitgehend herausgefiltert. Um einen ordentlichen Bräunungsgrad zu erreichen, muss die Dosis der UV-A-Strahlen im Gegensatz zur natürlichen UV-Strahlung der Sonne deutlich erhöht werden. Mittlerweile wissen wir jedoch, dass auch UV-A Hautkrebs auslöst und zu vorzeitiger Hautalterung (Falten, Altersflecken, dünner Haut) führt.

Immerhin gelten in Deutschland seit 2012 strengere Vorschriften für Solarien. Die verwendeten Geräte dürfen 0,3 Watt Bestrahlungsstärke pro Quadratmeter Körperoberfläche nicht mehr übersteigen. Ist das jetzt ausreichend schwach? Zur Hautkrebsprävention sicherlich nicht, denn dieser Wert entspricht der Strahlung der Sonne am Äquator zur Mittagszeit bei wolkenlosem Himmel ...

Viele Menschen nutzen das Sonnenstudio zum «Vorbräunen» vor ihrem Urlaub. Jetzt bin ich schon wieder ein

Spielverderber und rate auch davon ab. Ich erkläre Ihnen aber auch, warum das nichts bringt. UV-A-Strahlen regen zwar die Pigmentbildung an, bräunen unsere Haut, was einen kleinen Schutz bewirkt, die Natur hält aber noch einen weiteren wichtigen Selbstschutzmechanismus vor, nämlich die sogenannte «Lichtschwiele». Das ist eine Verdickung der Hornschicht an der Hautoberfläche, die dazu führt, dass die UV-Strahlen nicht so tief in empfindliche Hautschichten eindringen. Die ohnehin zellkernfreien (abgestorbenen) Schichten an der Oberfläche absorbieren umso mehr gefährliche UV-Strahlung, je dicker diese sind.

Und wo ist jetzt das Problem, wenn ich ins Solarium gehe? UV-A-Strahlen machen die Haut nur braun, die Bildung einer Lichtschwiele zum effektiven Schutz regen sie hingegen nicht an. Der Sonnenstudiogänger wiegt sich zu Beginn des Urlaubs in falscher Sicherheit, legt mit dem Sonnenbaden von Anfang an richtig los und kassiert dann erst recht einen ordentlichen Sonnenbrand. Außerdem füllt - wie erwähnt - jedes Sonnenbad, ob künstlich oder im Freien, unser Sonnenkonto.

Und noch einen Mythos möchte ich zum Thema Sonnenstudio entkräften: *«Ich kann dort ganz bequem meinen Vitamin-D-Speicher auffüllen, gerade im Winter ist das wichtig»*.

Ich mache es kurz. Zur Vitamin-D-Produktion in der Haut benötigen wir UV-B. Und jetzt raten Sie mal, worauf ich hinaus möchte ... Genau! Aus den künstlichen Röhren kommt nur UV-A heraus und das hilft uns bei der Herstellung des wichtigen Vitamins kein bisschen. Dafür wäre es weitaus hilfreicher, sich jeden Tag einen zwanzigminütigen Spaziergang an der frischen Luft zu gönnen.

Fazit: Generell ist niemandem der Besuch des Sonnenstudios zu empfehlen, für wen es aber absolut tabu ist, verrät die folgende Infobox.

<u>Für wen ist das Sonnenstudio tabu?</u>

- Kinder und Jugendliche
- Heller Hauttyp (v.a. Typ I und II)
- Viele Muttermale (über 50)
- Auffällige Muttermale
- Zahlreiche Sonnenbrände in der Kindheit
- Neigung zu Sommersprossen
- Hautkrebs und seine Vorstufen in Ihrer Vorgeschichte
- Hautkrebs in der Familie
- Organtransplantierte
- Einnahme von Medikamenten, die das Immunsystem unterdrücken (z.B. Ciclosporin, Azathioprin)

Genug jetzt der negativen Nachrichten. Fragen wir uns zum Ausgleich als Nächstes, ob wir der Sonne und dessen Licht nicht auch etwas Positives abgewinnen können.

5. Warum ist Sonnenlicht nicht nur schlecht?

Anfang März, der Winter war lange. Dicke Quellwolken lichten sich und machen Platz für die ersten Sonnenstrahlen des Jahres. Sie wärmen unsere Haut und die gut gefütterte Winterjacke. Wir öffnen den Reißverschluss, atmen die frische Frühlingsluft tief ein und lächeln. Kennen Sie diesen Moment auch? Es geht uns richtig gut.

(Es sei denn, Sie leiden an Heuschnupfen, doch das ist ein ganz anderes Thema ...)

Bis hierhin habe ich genug Negatives über die Sonne und ihre UV-Strahlen berichtet. Der Ausgewogenheit halber will ich nicht verschweigen, dass die Sonne natürlich nicht nur schlechte Eigenschaften auf unserer Haut entfaltet, sondern sich auch nützlich für den Gesamtorganismus auswirkt.

Zu nennen ist die bereits erwähnte Synthese von Vitamin D, zu der UV-B-Strahlen benötigt werden. Studien zufolge reicht dafür schon ein täglicher Aufenthalt im Freien für fünfzehn bis zwanzig Minuten aus, sogar bei bewölktem Himmel. Die Belichtung von Gesicht und Händen genügt hierbei. Eine weitere Quelle an Vitamin D stellt die Ernährung dar, allerdings deckt das unseren Bedarf nur zu maximal zwanzig Prozent. Nahrungsmittel, die vergleichsweise viel Vitamin D enthalten, sind Fische (geräucherter Aal, Hering, Forelle, Lachs, Sardinen), Eier, Kalbfleisch, Champignons, Avocados und Käse wie

Emmentaler. Der menschliche Körper benötigt dieses Vitamin hauptsächlich zum Aufbau und Aushärtung der Knochen als Schutz vor Osteoporose und Rachitis, außerdem unterstützt es unser Immunsystem an vielen Stellen bei der Infekt- und Tumorabwehr.

Das Licht der Sonne wärmt uns nicht nur körperlich, sondern auch seelisch durch die Bildung von Endorphinen, Glückshormonen, die uns geistige Kraft, positive Energie, Vitalität und Lebensfreude schenken.

Wie Sie sehen, brauchen Sie sich aus Furcht vor Hautkrebs tagsüber nicht in Ihrem Keller zu verstecken ...

Hier gilt, wie bei vielen Dingen im Leben, beim Trinken von Alkohol beispielsweise: mit Augenmaß genießen und nicht übertreiben. Gehen Sie regelmäßig an die frische Luft, aber schützen Sie sich insbesondere bei einem längeren Aufenthalt im Freien.

Wie Sie sich gut vor zu viel UV-Licht schützen können, beleuchten wir im nächsten Kapitel.

Welchen Hauttyp habe ich?

- **Typ I**
  Blasse, helle Haut. Viele Sommersprossen. Rötliche Haare, blaue Augen. Immer Sonnenbrand, keine Bräunung.

- **Typ II**
  Etwas dunklere Haut als I, selten Sommersprossen. Blonde bis hellbraune Haare. Blaue, grüne oder graue Augen. Immer Sonnenbrand, wenig Bräunung.

- **Typ III**
  Helle bis hellbraune Haut. Keine Sommersprossen. Dunkelblonde oder braune Haare. Graue oder braune Augen. Manchmal Sonnenbrand, Bräunung möglich.

- **Typ IV**
  Braune bis oliv-farbene Haut. Dunkelbraune bis schwarze Haare. Dunkle Augen. Selten Sonnenbrand, immer Bräunung.

- **Typ V**
  Tiefbraune Haut. Dunkelbraune bis schwarze Haare. Dunkle Augen. Nie Sonnenbrand, immer Bräunung.

- **Typ VI**
  Sehr dunkle Haut. Schwarze Haare und Augen. Nie Sonnenbrand, immer Bräunung.

6. Wie schütze ich mich am besten vor Hautkrebs und vorzeitiger Hautalterung?

Die Hauptregel lautet: Vermeide jeden Sonnenbrand. Und damit ist auch schon die Rötung der Haut gemeint. Das erreichen Sie, indem Sie einen möglichst großen Teil Ihrer Haut mit lichtdichter Kleidung bedecken und eine entsprechende dichte Kopfbedeckung wählen, die idealerweise eine breite Krempe hat, um dem Gesicht, dem Nacken und den Ohren Schatten zu spenden. Eine Sonnenbrille mit Gläsern, die UV-Strahlen herausfiltern, schützt Ihre Augen.

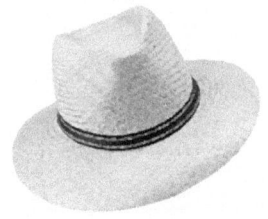

Folgende Umstände zählen wir als Risikofaktoren:

- Sie haben einen hellen Hauttyp (Typ I und II). Sie haben hellblonde oder rote Haare, blaue Augen und eine weiße Haut, die schnell zu Sonnenbränden neigt.
- Sie nehmen Medikamente ein, die das Immunsystem schwächen, z.B. bei Autoimmunerkrankungen wie Rheuma.
- Sie hatten schon einmal einen Hautkrebs.
- Sie haben mehr wie fünfzig Muttermale.
- Mindestens zwei Blutsverwandte haben oder hatten Hautkrebs.

Die Hautpartien, die nicht bedeckt sind, werden mit einer Sonnenschutzcreme eingecremt. Die Höhe des Sonnenschutzfaktors richtet sich nach Ihrem Hauttyp und Ihren Risikofaktoren.

Treffen ein oder mehrere dieser Faktoren auf Sie zu, dann wählen Sie einen Lichtschutzfaktor (LSF) 50+ mit hohem UV-A- und UV-B-Filter. Das ist die Sonnenschutzcreme mit dem höchsten in Europa erhältlichen Lichtschutzfaktor.

Treffen die Risikofaktoren nicht auf Sie zu, reicht auch ein LSF von zwanzig oder dreißig. Das Nachcremen verlängert die Wirkung der Lichtschutzcreme übrigens nicht. Die Sonnencreme sollten Sie schon sicherheitshalber dreißig Minuten vor dem Aufenthalt im Freien auftragen, damit sie ihren vollen Schutz entfaltet.

In der Zeit zwischen elf Uhr morgens und fünfzehn Uhr nachmittags sendet die Sonne die höchste Energie an UV-Strahlen auf die Erde. Am besten meiden empfindliche Menschen dann einen längeren Aufenthalt im Freien. Machen Sie es wie die Südländer. Die werden Sie zu dieser Zeit kaum auf den Gassen ihrer Dörfer oder Städte antreffen. Eher sehen Sie hellhäutige Touristen mit Sonnenbrand. Die Einheimischen bleiben in ihren kühlen vier Wänden und halten Siesta. Später am Tag, wenn die Sonne schon schräg am Himmel steht, verlassen sie ihre Häuser und das quirlige Leben beginnt, teils bis spät in die Nacht.

Wolken und Schatten schirmen übrigens nur etwa vierzig Prozent der UV-Strahlen ab. Auch an schattigen Plätzchen ist somit zusätzlicher Sonnenschutz angesagt.

Wenn Sie sich nicht sicher sind, welchen Hauttyp Sie genau haben oder ob Sie Risikofaktoren für Hautkrebs aufweisen, könnte das doch ein guter Aufhänger für eine Hautkrebsvorsorge sein. Alles Weitere erfahren Sie im nächsten Kapitel.

Wie genieße ich die Sonne am besten?
Eine Zehn-Punkte-Checkliste

1 Jede Rötung der Haut meiden.
2 Dichtgewebte Kleidung, Sonnenbrille, Kopfbedeckung und Sonnenschutzcreme nicht vergessen.
3 Sonnenschutzcreme am besten 30 Minuten vor dem Aufenthalt im Freien auftragen.
4 Beim Baden wasserfeste Sonnenschutzcreme verwenden.
5 Zu Beginn des Frühjahrs und am Anfang des Urlaubs langsam anfangen.
6 Kein «Vorbräunen» im Sonnenstudio.
7 Bei starker Sonnenstrahlung zwischen 11 und 15 Uhr lieber drinnen bleiben und Siesta machen.
8 Schatten reduziert UV-Strahlung nur um 40 %.
9 Für die Vitamin-D-Produktion reichen täglich zwanzig Minuten Aufenthalt im Freien.
10 Prüfen Sie, ob Sie Medikamente einnehmen, die lichtempfindlich machen.

7. Wie funktioniert eine Hautkrebsvorsorge?

Die Hautkrebsvorsorge, auch Hautkrebsscreening (HKS) genannt, dient der frühzeitigen Erkennung von Hautkrebs, sei es der helle oder der schwarze. Die Idee dahinter ist, dass ein möglicher Krebs rechtzeitig genug erkannt wird, um den Patienten durch die Entfernung im Idealfall zu heilen. Außerdem sind Therapien einfacher durchzuführen, je früher die Diagnose gestellt wird. Der Schnitt wird bei einem kleinen Hautkrebs kleiner ausfallen, als bei einem großen. Die Wunden verheilen dann auch schneller und unproblematischer, außerdem ist hinterher die Narbe von geringerer Größe. Logisch, dass das ein ästhetischer Vorteil ist.

Die Hautkrebsvorsorge wird Ihnen von vielen Haus- und Allgemeinärzten angeboten, die an einer entsprechenden Schulung teilgenommen haben und natürlich von allen Hautärzten (Dermatologen).

Die Untersuchung ist im Grunde sehr einfach, da man nur wenige Hilfsmittel benötigt und die zu untersuchenden Male naturgemäß an der Oberfläche liegen und sich nicht verstecken können. Der Arzt schaut sich Ihre Haut vollständig, also von Kopf bis Fuß an. Dazu gehören versteckte Zonen wie die Kopfhaut, die Pofalte, der Genitalbereich sowie die Füße samt Fußsohlen und Zehenzwischenräume.

Oft hilft nicht nur das bloße Auge, für uns Dermatologen ist auch der Tastbefund wichtig: Ist ein Hautknoten weich? Oder derb und hart? Rau wie ein Reibeisen? Lässt er sich hin-und herbewegen oder ist er in der Haut verwachsen? Ist er krustig-schorfig?

Darüber hinaus nutzen wir häufig ein Auflichtmikroskop (Dermatoskop), das die Hautoberfläche vergrößert und mehr Details im wahrsten Sinne des Wortes ans Licht bringt. Dabei lassen sich auch Pigmentflecken besser beurteilen. Wir sehen auffällige Muster bei den Blutgefäßen, der Farbe und der Beschaffenheit einer Verhornung.

Bei verdächtigen Befunden kann es hilfreich sein, weitere diagnostische Hilfsmittel zu nutzen. Beispielsweise eine Hautbiopsie durchzuführen, bei der wenige Millimeter Gewebe in örtlicher Betäubung entnommen werden, um es mikroskopisch untersuchen zu lassen.

Die Hautkrebsvorsorge ist mittlerweile in der gesetzlichen Krankenversicherung bei Erwachsenen ab 35 Jahren alle 2 Jahre eine Pflichtleistung. Viele Krankenkassen übernehmen die Kosten schon für jüngere Patienten und in häufigeren (jährlichen) Intervallen. Mindestens jährliche Abstände empfehlen wir für alle Menschen mit vielen Muttermalen (mehr als 50 Male), großen veränderten Muttermalen, Hautkrebs in der Vorgeschichte oder der Familie und weiteren Risikofaktoren (s.a. vorherige Kapitel). Fragen Sie im Zweifel einfach bei Ihrer Versicherung nach, ob die Untersuchung übernommen wird. Sollten

Sie selbst schon Auffälligkeiten entdeckt haben, zeigen Sie diese Ihrem Arzt natürlich unabhängig von der Vorsorge und deren mehr oder minder langen Routineintervallen.

Einen Risikofaktor für die Entstehung des hellen Hautkrebses haben wir bislang noch nicht erwähnt und das kann Ihr Beruf sein. Davon mehr im nächsten Kapitel.

8. Kann mein Beruf zur Entstehung des Hautkrebses beigetragen haben?

Selbstverständlich kann auch Ihr Beruf zur Entstehung von Hautkrebserkrankungen beigetragen haben. Woher die UV-Strahlung stammt, spielt dabei keine Rolle. Die Bedeutung künstlicher UV-Strahlen und natürlicher Strahlen durch die Sonne habe ich in den vorhergehenden Kapiteln behandelt, jetzt geht es um berufliche Einflüsse.

Am 1. Januar 2015 wurde eine neue Berufskrankheit in die amtliche Berufskrankheitenliste aufgenommen und mit der Nr. 5103 versehen: das berufsbedingte Auftreten multipler (mehrerer) aktinischer Keratosen und/oder Plattenepithelkarzinome.

Relevant ist das für Menschen, die in ihrem Berufsleben vorwiegend oder ausschließlich im Freien gearbeitet haben und bei denen eben genannte helle Hautkrebsformen aufgetreten sind. Basalzellkarzinome sind hierbei (noch) ausgenommen. Typische Beispiele für solche Berufe sind: Land- und Forstwirte, Gärtner, Briefträger, Maurer, Arbeiter im Tiefbau, Gleisarbeiter, Dachdecker, Zimmerleute, Fischer, Bergführer, Surflehrer ...

Und welche Kriterien gelten genau für die Anerkennung einer Berufskrankheit nach Nummer 5103? Es gibt zwei grundlegende Voraussetzungen, die Sie erfüllen müssen.

Die erste Hürde ist gar nicht so hoch und zudem klar umschrieben: Bei Ihnen wurden entweder mindestens fünf einzelne aktinische Keratosen innerhalb eines Jahres oder auf einer Fläche von über vier Quadratzentimetern diagnostiziert. Sollte bei Ihnen ein Plattenepithelkarzinom aufgetreten sein, reicht davon schon ein einziges.

Die zweite Voraussetzung ist schwieriger zu greifen und in Zahlen zu fassen. Es geht um die Frage, wie viel der schädigenden UV-Strahlen in Ihrem gesamten bisherigen Leben von der Arbeit einerseits und von Ihrer Freizeit andererseits stammen.

Denken wir uns ein Beispiel aus. Ein Maurer hat seine dreijährige Lehre überwiegend im Hochbau draußen verbracht. Anschließend arbeitete er die nächsten vierzig Jahre als Verkäufer drinnen in einem Eisenwarengeschäft. Zudem besitzt er seit dreißig Jahren eine Finca in Spanien, die er von einem Onkel geerbt hat und in der er seine ganzen Ferien verbringt. Mehrmals im Jahr behandelt ihn sein Hautarzt wegen ständig neu auftretender aktinischer Keratosen an der Glatze. Bekommt er eine Anerkennung des hellen Hautkrebses als Berufskrankheit? Sicherlich nicht, weil der berufliche Anteil der UV-Dosis zu gering ist.

Vorgeschrieben ist, dass mindestens 40% der UV-Belastung von der Berufstätigkeit im Freien stammen müssen. Die Unfallversicherungsträger (Berufsgenossen-schaften) berechnen das in Abhängigkeit vieler Einfluss-faktoren ganz genau: In welchem Breitengrad fand die Arbeit statt? In welcher Höhe? In welchen Monaten haben Sie draußen gearbeitet? Welcher Bodenbelag könnte UV-Licht reflektiert haben? Und so weiter ...

Zum Glück gibt es Faustregeln, an denen wir Haut-ärzte uns orientieren, bevor wir eine mögliche Berufs-krankheit melden:

Wann macht es Sinn, den Verdacht auf einen berufsbedingten Hautkrebs zu melden?

- Sind Sie **50 Jahre** alt?
  Dann sollten Sie mindestens 15 Jahre im Freien gearbeitet haben.
- Sind Sie **60 Jahre** alt?
  Dann sollten Sie mindestens 18 Jahre im Freien gearbeitet haben.
- Sind Sie **70 Jahre** alt?
  Dann sollten Sie mindestens 21 Jahre im Freien gearbeitet haben.
- Sind Sie **80 Jahre** alt?
  Dann sollten Sie mindestens 24 Jahre im Freien gearbeitet haben.

Wenn Sie also sechzig Jahre alt sind, sollten Sie mindes-tens achtzehn Jahre unter freiem Himmel gearbeitet haben, um die Chance auf eine Anerkennung Ihrer Haut-krebserkrankung zu haben.

Sind die genannten Kriterien erfüllt, wird eine «Anzeige bei Verdacht auf das Vorliegen einer Berufskrankheit» bei Ihrer zuständigen Berufsgenossenschaft erstattet. Meist übernehmen wir Hautärzte das für Sie, prinzipiell aber darf das jeder: Sie selbst oder Ihr Arbeitgeber beispielsweise. Die Formulare können Sie problemlos im Internet herunterladen.

Im Anschluss prüft die Berufsgenossenschaft den Antrag. Sind alle formalen Kriterien erfüllt? Die berufliche UV-Belastung wird mit mathematischen Formeln genau berechnet und in Bezug zur UV-Belastung in der Freizeit gesetzt.

Im Falle einer Anerkennung übernimmt die Berufsgenossenschaft die weiteren Kosten der ärztlichen Behandlung: Operationen, Medikamente, Sonnenschutzpräparate, Pflegeprodukte und Fahrtkosten zum Arzt. Auch besondere Therapieverfahren, für die die gesetzliche Krankenversicherung nicht aufkommt, werden von der Unfallkasse bezahlt. Dazu zählen beispielsweise die Anwendung von Lasertechnik oder die photodynamische Therapie (PDT). In schweren Fällen zahlt die Versicherung eine kleine Rente.

Die Namen der verschiedenen Hautkrebsformen und ein paar Therapieverfahren haben Sie bis hierhin bereits gehört. Im folgenden zweiten Teil des Buches beschäftigen wir uns genauer mit den einzelnen Erkrankungen und natürlich auch mit der Frage, wie Sie sie wieder loswerden, wie Sie sie in den Schatten stellen.

Zur Sache also, es wird medizinischer ...

9. Aktinische Keratosen - Vorstufen oder doch schon Hautkrebs?

Als Übersetzung dieses Krankheitsbildes mag ich den Ausdruck «raue Lichtschwielen», weil er Herkunft und Erscheinungsbild anschaulich zusammenfasst: Eine UV-Licht-bedingte Verhornung der Haut mit typischem Reibeisen-Gefühl, wenn Sie mit dem Finger über die Läsionen fahren. Kratzen Sie dabei etwas fester, spüren Sie oft einen spitzen kleinen Schmerz, insbesondere, wenn die Verhornung fortgeschrittener ist und tiefer in der Haut wurzelt.

Im Anfangsstadium sehen wir die Keratosen kaum, wir fühlen sie vielmehr. Mit den Monaten und Jahren verhornen sie zunehmend und wachsen. In diesem Stadium sieht man sie mit bloßem Auge ganz gut als mehr oder minder kleine feste weiße Knoten. Aktinische Keratosen

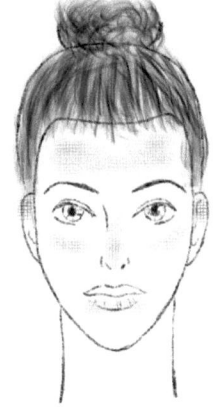

Abb. 6 Sonnenterrassen

erscheinen auf lichtgeschädigter Haut. Bezeichnenderweise nennen wir diese Zonen «Sonnenterrassen». Das sind die Hautareale, die besonders intensiv der Sonne ausgesetzt sind: im Gesicht die Wangen über dem Jochbein, die Nase, die Stirn, die oberen Kanten der Ohren und bei Männern oft die Glatze. Weitere typischerweise sonnen-exponierte Hautareale sind der Nacken, das Décolleté, die Außenseiten der Arme und Beine sowie die Handrücken.

Weil es sich um einen flächigen Lichtschaden der Haut handelt, treten aktinische Keratosen meistens nicht einzeln, sondern zu mehreren, wenn nicht gar zu dut-zenden auf. Reiht sich eine Lichtschwiele an die andere und das auf einer größeren Hautfläche, z.B. der Glatze, sprechen wir von einer «Feldkanzerisation» – thera-peutisch durchaus eine Herausforderung, doch dazu gleich mehr.

Was passiert eigentlich, wenn man sie gar nicht behan-delt? Das fragen sich viele Patienten. Sie berichten darü-ber, dass sich die Rauigkeit der Hautoberfläche durch Auf-tragen fettiger Salben oder kräftiges Rubbeln für eine Zeitlang bessern lässt. Warum sollten Sie aktinische Kera-tosen überhaupt behandeln lassen?

Lange Zeit diskutierte die wissenschaftliche Medizin, ob sie nur die Vorstufe des Plattenepithelkarzinoms dar-stellen (Präkanzerose) oder ob es sich bereits um eine oberflächliche Variante davon handelt (In-situ-Karzinom). «Oberflächlich» bedeutet in diesem Fall, dass der Krebs noch nicht in tiefere Gewebeschichten eingedrungen ist und somit noch nicht in den Körper gestreut (metasta-siert) hat. Niemand stirbt demnach an einer aktinischen

Keratose. Aber ...

Jede zehnte aktinische Keratose entwickelt sich im Laufe vieler Jahre zu einem Plattenepithelkarzinom weiter und das wiederum kann (über noch mehr unbehandelte Jahre später) einen tödlichen Verlauf nach sich ziehen. Jetzt wissen Sie, warum wir Hautärzte jede einzelne aktinische Keratose ernst nehmen und behandeln. Und sind sie auch noch so klein.

(Der Vollständigkeit halber sei an dieser Stelle erwähnt, dass der sogenannte **Morbus Bowen** als In-situ-Plattenepithelkarzinom sich ganz ähnlich wie eine aktinische Keratose verhält, was Entstehung und Behandlung anbelangt und deshalb kein eigenes Kapitel erhält.)

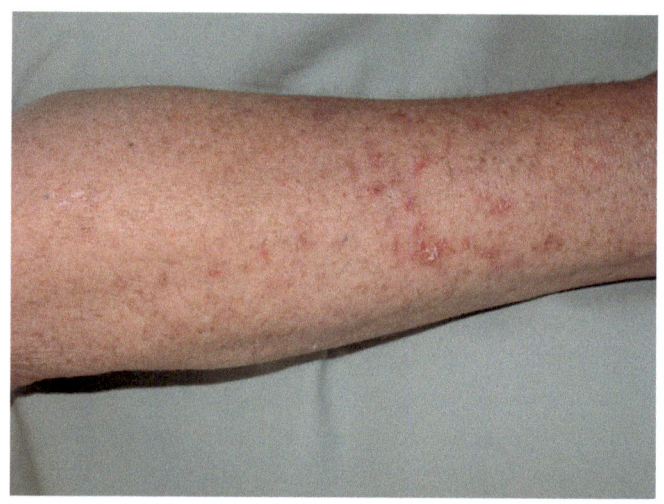

Abb. 7 Aktinische Keratosen am Unterarm

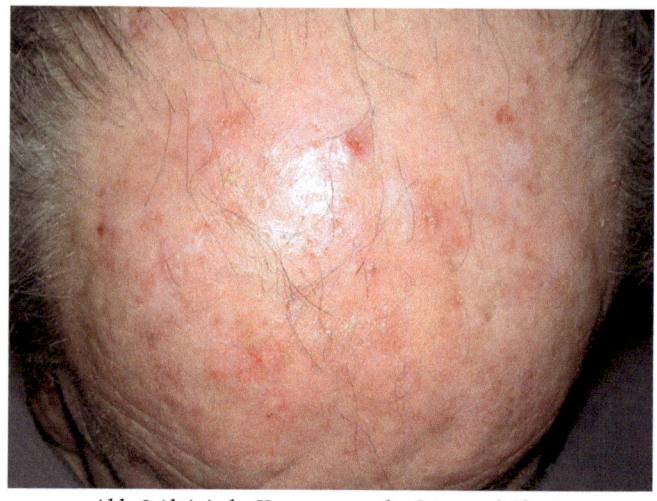

Abb. 8 Aktinische Keratosen an der Stirn und Glatze

10. Die Behandlung aktinischer Keratosen (allgemeine Aspekte)

Bevor wir uns den Therapieoptionen im Detail zuwenden, möchte ich Ihnen einen Überblick geben. Zunächst einmal stellen wir die grundsätzliche strategische Überlegung an, ob aktinische Keratosen einzeln bzw. in geringer Zahl vorliegen oder in flächiger Ausbreitung, beispielsweise bei einer Feldkanzerisierung, auftreten.

Liegen sie **einzeln** vor, kommen punktuelle Behandlungsoptionen in Betracht:

Konservativ durch Auftragen von 5-Fluorouracil als Lösung oder Creme.

Operativ durch Kryotherapie (Vereisung), Kürettage (Abtragen), Lasertherapie oder durch eine Operation mit Schnitt und Naht, wenn sie fortgeschrittener sind und man gar schon ein invasiveres Karzinom befürchtet.

Liegen sie **zahlreich** in der Fläche vor, favorisieren wir Therapien, die ein größeres Hautareal in einem Rutsch anpacken. Das sind in erster Linie medikamentöse Verfahren mit dem Auftragen von Gelen bzw. Cremes mit den Wirkstoffen Diclofenac, Imiquimod, Ingenolmebutat oder mit 5-Aminolävulinsäure als photodynamische Therapie (PDT).

Nicht selten werden zwei oder mehrere Therapieverfahren für ein gründlicheres Ergebnis miteinander kombiniert.

Im Folgenden stelle ich Ihnen die einzelnen Therapiemöglichkeiten im Detail vor und versehe sie mit subjektiven Kommentaren bzw. Erfahrungswerten aus der Praxis.

10.1 Kryotherapie (Vereisen)

Fangen wir mit meiner Lieblingstherapie an, wie die Patienten meiner Praxis sicherlich wissen ...

Mit flüssigem Stickstoff (minus 196 °C) wird die betroffene Hautstelle je nach Aus-prägung mehr oder minder kurz, das heißt für nur wenige Sekunden eingefroren. Durch das plötzliche Einfrieren werden die Krebs-zellen zerstört, die gesunde Haut wird daraufhin zur Regenera-tion gezwungen. Die  behandelten Hautstellen entzünden sich für einige Tage und heilen schorfig ab. Bei stärker verhornten Stellen weiche ich die Hornkegel vor der Kryotherapie mit hoch-konzentrierter Trichloressigsäure (chemochirurgisch) auf. Sie lösen sich daraufhin leicht ab und das Vereisen mit Stickstoff ist erfolgreicher, weil der Gefriervorgang nicht mehr durch eine dicke Hornschicht behindert wird.

Der Vorteil der Kryotherapie ist die Einfachheit und Schnelligkeit in der Anwendung. Sie wird vor Ort in der Hautarztpraxis im Rahmen der regelmäßigen Kontrollen (je nach Ausprägung alle drei bis sechs Monate) direkt durchgeführt. Der Patient braucht sich um die Therapie nicht weiter zu kümmern, die Auswahl der betroffenen Hautstellen übernehmen wir. Nach dem Vereisen können Sie zum Beispiel eine Wund- und Heilsalbe auftragen, was die Abheilung und Regeneration der Haut beschleunigt.

Die Erfolgsrate dieses Therapieverfahrens liegt bei flachen Keratosen bei nahezu einhundert Prozent. Das Verfahren kann zudem beliebig oft wiederholt werden.

Nachteile sind die erwähnten Hautentzündungen mit Schorfbildung, die manchmal ein paar Tage länger Bestand haben. Ab und zu bleiben blassere Hautstellen nach der Behandlung zurück.

10.2 Fluorouracil + Salicylsäure (Actikerall® Lösung)

Es handelt sich um eine klare, durchsichtige Flüssigkeit in einer Glasflasche. In den Verschluss der Flasche ist ein Pinsel zum gezielten Auftragen auf die Haut integriert.

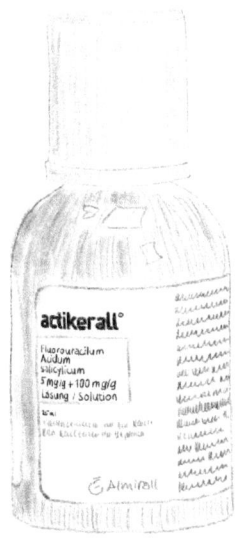

5-Fluorouracil ist ein seit längerer Zeit bekannter Wirkstoff in der Krebsmedizin. Er hemmt die rasche Zellteilung von Tumorzellen und lockt körpereigene Abwehrzellen an. Der Vollständigkeit halber sei erwähnt, dass es 5-Fluorouracil auch einzeln in Cremeform gibt (Handelsname Efudix®).

Zusätzlich ist in der Lösung Salicylsäure enthalten, die hornhautlösend wirkt, was insbesondere bei dickeren (hyperkeratotischen) Keratosen vorteilhaft ist.

Die Lösung wird einmal täglich mit dem Pinsel auf jede einzelne betroffene Hautstelle gezielt aufgetragen, bis sie verschwunden ist. Das dauert in der Regel mindestens vier bis maximal zwölf Wochen und geht immer mit mehr oder weniger stark ausgeprägten Entzündungen der Haut einher. Selbstverständlich können Sie auch mehrere aktinische Keratosen auf einmal behandeln.

Die Erfolgsaussichten mit Fluorouracil/Salicylsäure sind sehr gut, wenn Sie die betroffenen Hautareale sicher identifizieren können. Außerdem brauchen Sie die Ausdauer, die Lösung lange genug, über mindestens vier Wochen, trotz der auftretenden Hautentzündungen anzuwenden. Es ist somit eine gute Therapieoption für selbständige Patienten, die viel unterwegs sind, bzw. keinen Hautarzt in der Nähe haben.

Nachteilig stellt sich das Medikament dann dar, wenn Sie Schwierigkeiten haben, die aktinischen Keratosen zu identifizieren, oder wenn Ihnen das punktgenaue Auftragen der Lösung schwerfällt. Schon das Öffnen der Flasche könnte aufgrund der Kindersicherung eine Herausforderung darstellen. Am besten lassen Sie dann Ihre Haut von einer nahestehenden Person behandeln.

Während der Anwendung entzünden sich die behandelten Stellen, sie können auch bluten, nässen und krustig verschorfen. Diesen Hautzustand sollten Sie bis zur Abheilung zu tolerieren. Es ist nicht schlimm, wenn Sie bei sehr starker und unangenehmer Entzündung eine kurze Pause von ein oder zwei Tagen einlegen. Sobald Sie nach ein paar Wochen die Behandlung beenden, verheilt die Haut vollständig – also kein Grund zur Sorge!

10.3 Kürettage (Abtragen)

Bei diesem operativen Verfahren schält der Arzt (meist in kleiner örtlicher Betäubung) mit einem sogenannten «scharfen Löffel» oder einer Ringkürette die aktinischen Keratosen aus der Haut. Hinterher bildet sich eine Kruste aus, wie bei einer Schürfwunde. Diese verheilt je nach Größe und Lokalisation innerhalb von zwei bis vier Wochen. Zur Förderung der Wundheilung tragen Sie bis zur Abheilung eine fettige Heilsalbe oder Vaseline auf. Duschen und sportliche Betätigungen bereiten keine Probleme.

Vorteilhaft ist bei der Kürettage die Möglichkeit, das gewonnene kranke Gewebe zur weiteren Untersuchung an einen Pathologen zu schicken. Das hilft bei diagnostischen Zweifeln oder bei fortgeschrittenen aktinischen Keratosen weiter, bei denen der Arzt vermutet, dass schon tiefere Gewebeschichten betroffen sind.

Ich halte die Kürettage insbesondere bei ausgeprägten Befunden für eine vergleichsweise aufwendige Methode. Die dabei auftretenden Blutungen sind zwar nicht lebensbedrohlich, müssen jedoch einzeln gestillt oder mit einem Druckverband versorgt werden. Oftmals bleiben hinterher Narben zurück.

10.4 Lasertherapie

Dabei handelt es sich um eine Weiterentwicklung der Kürettage. Das erkrankte Gewebe tragen wir zumeist in örtlicher Betäubung mit Laserlicht ab. Dazu verwenden wir in der Regel einen kurzgepulsten CO_2- oder Erbium-YAG-Laser. Mit den Geräten arbeiten wir sehr schnell, weshalb eine Behandlung nur wenige Minuten dauert.

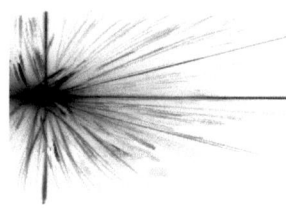

Da das Hautgewebe durch die Therapie verdampft (keine Sorge, der Qualm wird abgesaugt), entnehmen wir zu diagnostischen Zwecken zuvor eine Gewebeprobe zur Untersuchung.

Durch die präzisere Abtragung reduziert sich das Risiko der Narbenbildung deutlich, das kosmetische Ergebnis ist zufriedenstellender im Vergleich zur Kürettage. Ein Vorteil, der sich insbesondere im Gesicht – an der Nase beispielsweise – ästhetisch auszahlt.

Der Laser stillt oberflächliche Blutungen noch während des Abtragens, was für viele Patienten, die blutverdünnende Medikamente einnehmen, komfortabel ist. Die Einnahme von Antikoagulantien («Blutverdünner») muss also keineswegs unterbrochen werden. Das gilt übrigens mittlerweile für alle anderen operativen Eingriffe auch, die ich hier in diesem Buch schildere.

Nach dem Lasereingriff bilden sich an der Haut oberflächliche Krusten, die ähnlich einer Schürfwunde und je nach Größe und Lokalisation in zirka ein bis drei Wochen verheilen und von alleine abfallen. Zur Förderung der Wundheilung tragen Sie auch hier bis zur Abheilung eine fettige Heilsalbe oder Vaseline auf. Duschen und sportliche Betätigungen bereiten ebenfalls keine Probleme.

Die Erfolgsquote des Lasers schätze ich ähnlich der Kürettage mit zirka neunzig Prozent ein, Vorteile sind die blutstillenden Eigenschaften und das schonendere Arbeiten mit einem besseren kosmetischen Ergebnis und einer schnelleren Abheilung. Die Lasertherapie ist der Kryotherapie insbesondere dann überlegen, wenn es gilt, dicke Verhornungen abzutragen und tiefere Hautschichten zu erreichen. Der flüssige Stickstoff vermag beim Vereisen nur etwa ein bis maximal zwei Millimeter Hautgewebe einzufrieren. Bei flachen, oberflächlichen aktinischen Keratosen bevorzuge ich hingegen die Kryotherapie, da sie schnell und unkompliziert zur Anwendung kommt.

Als Nachteil der Lasertherapie könnte man deren Kosten anführen. Die fallen aufgrund des technischen Aufwandes im Vergleich höher aus.

10.5 Operation (Exzision)

Sollte es uns mit den beschriebenen Methoden nicht gelungen sein, eine aktinische Keratose zu entfernen, weil sie beispielsweise zu stark verhornt ist (wir sagen hyperkeratotisch), kommt die operative Entfernung mit Schnitt und Naht (Exzision) in örtlicher Betäubung in Frage. Eine aktinische Keratose auf diese Weise zu behandeln, kommt

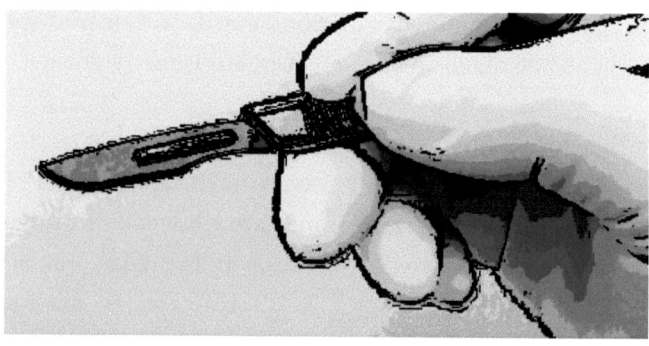

in meinem Alltag extrem selten vor. Mit der Kürettage oder der Lasertherapie sind wir in der Lage, auch stark verhornte Lichtschwielen aus tieferen Hautschichten zu erwischen. Gelingt das nicht, ist das fast immer ein Zeichen dafür, dass wir es hier nicht mehr mit einer aktinischen Keratose, sondern wahrscheinlich schon mit einem Plattenepithelkarzinom zu tun haben. Und dieser Verdacht rechtfertigt die radikalere Entfernung mittels Operation.

Der Vorteil hierbei ist, tiefer gelegene Krebszellen, die eventuell schon bis in das Unterhaut-Fettgewebe reichen, mit größerer Sicherheit zu entfernen. Nach der Operation wird in der Regel eine Untersuchung der entfernten Haut erfolgen, nicht nur zur Sicherung der Diagnose, sondern auch zur Überprüfung, ob der Krebs vollständig herausoperiert wurde.

Dieses Verfahren beschreibe ich ausführlicher im Abschnitt über das Basalzellkarzinom.

Und wenn Sie dutzende aktinische Keratosen überall verteilt auf dem Kopf oder dem Gesicht haben? Dafür wenden wir verschiedene Flächentherapien an, denen wir uns jetzt widmen.

10.6 Diclofenac / Hyaluronsäure (Solaraze®, Solacutan® Gel)

Diclofenac ist eigentlich viel bekannter und breiter eingesetzt als schmerz- und entzündungshemmender Wirkstoff bei Gelenkschmerzen und Rheumatismus. Er weist aber auch eine wachstumshemmende Wirkung auf Tumorzellen der Haut auf.

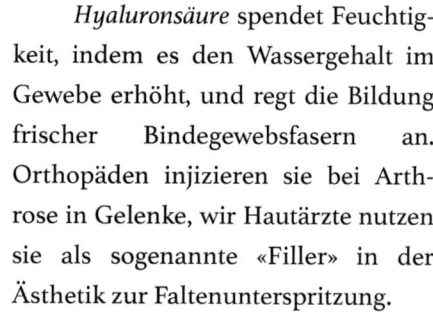

Hyaluronsäure spendet Feuchtigkeit, indem es den Wassergehalt im Gewebe erhöht, und regt die Bildung frischer Bindegewebsfasern an. Orthopäden injizieren sie bei Arthrose in Gelenke, wir Hautärzte nutzen sie als sogenannte «Filler» in der Ästhetik zur Faltenunterspritzung.

Es handelt sich hier um ein durchsichtiges Gel, das zweimal täglich auf das gesamte betroffene Hautareal aufgetragen wird. Drei Monate später ist der Behandlungszyklus beendet und das Auftragen wird pausiert.

Eine Besserung des Hautbefundes soll sich nicht nur während der aktiven Anwendung, sondern auch nach deren Beendigung einstellen. Die Abheilungsquote wird in Studien mit bis zu fünfzig Prozent angegeben. Zugelassen ist das Gel zur Behandlung aller Arten aktinischer Keratosen, also auch stärker verhornten. Meiner Erfahrung nach hilft es bei flacheren, oberflächlicheren Lichtschwielen besser. Sollten an Ihrer Haut zusätzlich dickere Verhornungen vorkommen, macht es Sinn, diese zunächst mit den punktuellen Verfahren (Kryotherapie, Kürettage, Laserabtragen oder Fluorouracil-Lösung) zu beseitigen und das Diclofenac-Gel dann im Anschluss zu verwenden.

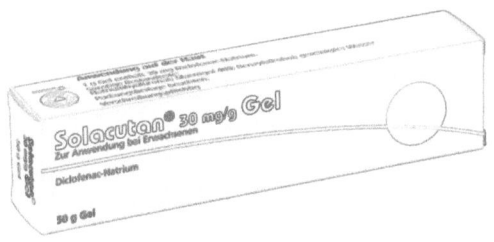

Der Vorteil dieser Therapiemethode ist das relativ einfach anzuwendende Konzept und die zumeist gute Verträglichkeit. Erfolge stellen sich jedoch nur dann ein, wenn Sie das Therapiekonzept penibel umsetzen: Zweimal am Tag dünn auf der ganzen betroffenen Hautfläche auftragen und drei Monate durchhalten. Oft erzählen mir Patienten, dass sie die Verhornungen nur punktuell betupft haben oder sie es nur ab und zu mal für ein paar Tage verwenden. Klarer Fall – dann hilft es leider nicht.

Die eher geringe Abheilungsrate von Diclofenac/Hyal-

uronsäure, möglicherweise bedingt durch eine unzurei-
chende Anwendung, sehe ich als Hauptnachteil der
Therapie an.

Manchmal beobachten wir das Auftreten von Haut-
reizungen mit Entzündungen und Juckreiz, dann müssen
Sie die Behandlung abbrechen, es könnte sich um eine
Allergie gegen den Wirkstoff handeln. Sagen Sie Ihrem
behandelnden Arzt auf jeden Fall Bescheid, wenn Sie
schon einmal allergisch auf Diclofenac, zum Beispiel in
einer Schmerzsalbe, reagiert haben.

10.7 Ingenolmebutat (Picato® Gel)

Es handelt sich hierbei ebenfalls um ein Gel zur Anwendung auf größeren Hautarealen (jedoch limitiert auf maximal 25 cm²) und nur bei flachen aktinischen Keratosen.

Wir verfügen über zwei Wirkstärken. Ein Gel in geringerer Konzentration (150 µg/g) zum Auftragen auf den Kopf und eins in höherer Konzentration (500 µg/g) für den Rumpf, die Arme und die Beine.

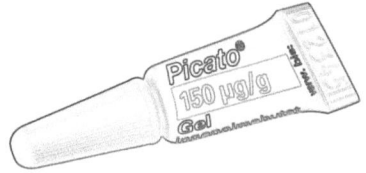

Das stärkere Gel für Hautareale außerhalb des Kopfes tragen Sie nur an **zwei** aufeinander folgenden Tagen auf. Dabei verwenden Sie maximal eine kleine Tube pro Tag.

Das schwächere Gel für den Kopf tragen Sie hingegen an **drei** aufeinander folgenden Tagen auf, ebenso maximal eine Tube pro Tag.

Die Anwendung ist somit im Prinzip recht einfach und kurz.

Der Wirkmechanismus ist nicht genau bekannt. Ingenolmebutat wirkt möglicherweise direkt zerstörend auf die Krebszellen oder es lockt körpereigene Abwehrzellen an Ort und Stelle. Der Wirkstoff wird aus einer Pflanze, die zu den Wolfmilchgewächsen zählt, gewonnen. Vielleicht finden Sie die Pflanze sogar in Ihrem Garten. Deren milchiger Saft gilt als giftig (haut- und schleimhautreizend) und diese Eigenschaft machen wir uns bei der Therapie der aktinischen Keratosen zu Nutze. Fazit: Natur pur!

Während und nach der Anwendung von Ingenolmebutat bemerken Sie recht schnell eine stärkere Entzündung mit Nässen und Krustenbildung an der behandelten Haut, die erwünscht ist und ein Zeichen der Arbeit Ihres Immunsystems darstellt.

Die Abheilung dieser Entzündung gilt es in den folgenden Tagen einfach abzuwarten. In Studien kam es zum Verschwinden von bis zu fünfzig Prozent der aktinischen Keratosen.

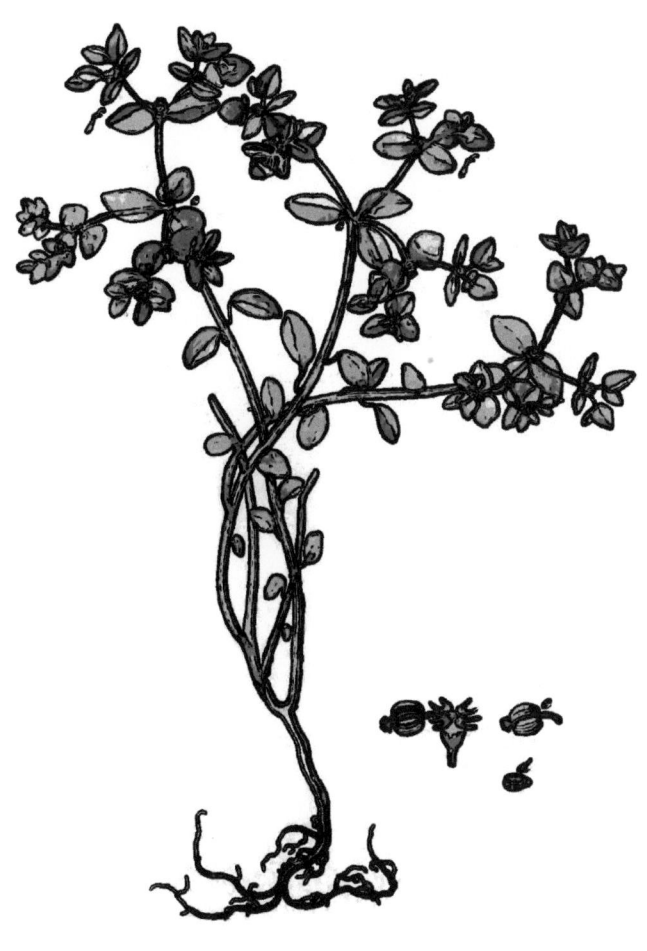

Abb. 9 Euphorbia, das Wolfsmilchgewächs

10.8 Imiquimod (Aldara®, Zyclara® Creme)

Der Wirkstoff Imiquimod ist ein sogenannter Immun-modulator, das bedeutet, er ist in der Lage, körpereigene Tumorabwehrmechanismen zu aktivieren. Er enttarnt die Krebszellen, Ihr eigener Körper übernimmt den Rest. Der nun einsetzende Kampf zwischen Ihren Abwehrzellen und dem Hautkrebs spielt sich direkt vor Ihren Augen ab: Sie sehen und spüren ihn als heftige Entzündung der Haut.

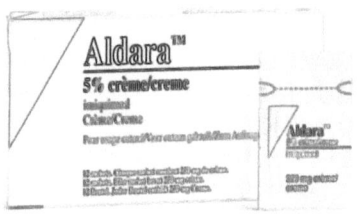

Aldara® Creme wird an **drei Tagen in der Woche** (zum Beispiel montags, mittwochs und freitags) aufgetragen, ein bis zwei Tage Pause sollten zwischen jeder Anwendung liegen. Ein Tütchen enthält die ausreichende Menge für eine 25 cm² (z.B. 5 x 5 cm) große Hautfläche. Mehr als ein Tütchen pro Anwendung dürfen Sie nicht verwenden. Lassen Sie die Creme zirka **acht Stunden** auf der Haut einwirken, beispielsweise über Nacht, bevor Sie sie wieder abwaschen. Der Behandlungszyklus dauert vier Wochen und kann bei Bedarf wiederholt werden.

Zyclara® Creme enthält den gleichen Wirkstoff, ist jedoch für die Behandlung größerer Hautareale (die ganze Glatze oder das ganze Gesicht) zugelassen. Maximal zwei Tütchen tragen Sie täglich auf die Hautfläche auf und lassen sie acht Stunden lang einwirken. Nach zwei Wochen legen Sie eine Therapiepause für zwei Wochen ein, bevor sich ein weiterer Behandlungszyklus von erneut zwei Wochen anschließt.

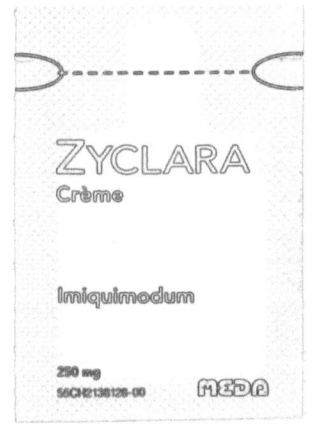

Während der Anwendungsdauer kommt es zu einer meist starken Entzündungsreaktion der Haut, bitte erschrecken Sie darüber nicht und planen Sie sie unbedingt in Ihre Freizeitplanung ein. Fast immer sehen wir im gesamten behandelten Gebiet eine dunkelrote entzündliche Verfärbung, die mit Nässen und Krustenbildung einhergeht. Die Therapie mit den beiden Arzneimitteln würde ich also nicht vor eine geplante Traumreise oder ein Klassentreffen legen ...

Bei sehr quälenden Hautreaktionen legen Sie ruhig eine kurze Therapiepause von zwei oder drei Tagen ein und verwenden Sie das dadurch eingesparte Tütchen eventuell hinterher zur Verlängerung des Therapiezyklus.

Die Nachteile der Therapie haben sich bereits deutlich offenbart (starke Hautentzündungen, mehr oder weniger komplizierte Anwendungsregeln), weshalb ich noch das Positive dieser Therapie am Ende betonen möchte: Die Ergebnisse sind hinterher in der Regel ausgesprochen gut und langanhaltend.

10.9 Photodynamische Therapie (PDT)

Die PDT ist eine spezielle Form der Lichttherapie, die in der dermatologischen Praxis durchgeführt wird.

In einem ersten Schritt wird vom Hautarzt eine Creme (Metvix®), ein Gel (Ameluz®) oder ein kleines Pflaster (Alacare®) auf das betroffene Hautareal aufgebracht und mit einem Verband luft- und lichtdicht abgedeckt. Nach einer Einwirkzeit von wenigen Stunden wird die Haut mit einer Lampe, die Infrarotlicht A aussendet, für ein paar Minuten bestrahlt.

Während der mehrstündigen Einwirkzeit reichert sich der Wirkstoff (eine Aminosäure) in den Krebszellen der Haut an. Dort wird er verstoffwechselt. Das dabei gebildete Produkt nimmt bei der späte-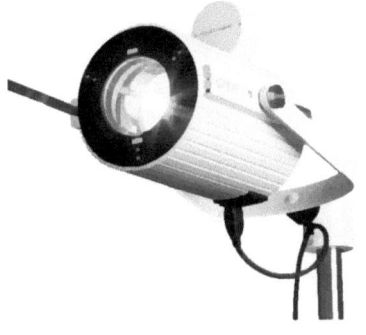ren Infrarot-Bestrahlung Energie auf und sorgt damit für eine zielgenaue Zerstörung der Krebszellen. Selbst nicht sichtbare kleine Tumorzellnester werden mitbehandelt. Die gesunde Haut hingegen lagert den Wirkstoff kaum ein und wird dadurch geschont.

In den Tagen nach der Behandlung entzündet sich das behandelte Areal, vergleichbar mit einem Sonnenbrand. Es ist mehr oder weniger rot und es können auch kleine Pickelchen auftauchen. Eine Woche später werden die erkrankten Hautschichten abgestoßen. Die Haut regeneriert und schält sich, eine «neue» glatte Haut kommt zum Vorschein.

Eine weitere Nebenwirkung sind Missempfindungen (Brennen, Schmerzen) während der Behandlung, die je nach eingesetzter Bestrahlungslampe variieren und gut beherrschbar sind.

Folgeerscheinungen wie Narbenbildung oder Pigmentverschiebungen gibt es nicht, im Gegenteil: Die Haut wirkt glatt und frisch. Kein Wunder, dass die PDT nicht nur zur Behandlung von Hautkrebs eingesetzt wird, sondern auch in der Ästhetik zur Hautverjüngung (auf neudeutsch «Skin-Rejuvenation»).

Die Erfolgsquote liegt nach zwei Sitzungen PDT bei ca. 80%. Damit ist diese Behandlungsoption eine der erfolgreichsten der in diesem Kapitel vorgestellten Flächenbehandlungen.

Eine Variante der Therapie ist die sogenannte «Daylight»- oder Tageslicht-PDT. Dabei wird eine aminolävulinsäurehaltige Creme (Luxerm®, Metvix®) aufgetragen und im

Anschluss hält sich der Patient zwei Stunden im Freien auf. Der Nachteil dabei ist, dass das nur bei eng definierten Wetterbedingungen gut funktioniert.

II. Das Basalzellkarzinom (Basaliom) - der häufigste Hautkrebs

Basaliome sind die häufigsten Tumore der hellhäutigen Bevölkerung überhaupt und damit der klassische Vertreter des hellen Hautkrebses.

In Deutschland erkranken jährlich über 100.000 Menschen neu und das Lebenszeitrisiko, ein Basaliom zu erleiden, beträgt bei uns Mitteleuropäern dreißig Prozent, Männer wie Frauen gleichermaßen.

Überwiegend sind Erwachsene zwischen dem sechsten und achten Lebensjahrzehnt betroffen. Welche vorherrschende Rolle das UV-Licht bei der Entstehung des hellen Hautkrebses spielt, habe ich zu Beginn des Buches ausführlich beschrieben. UV-Strahlen stellen auch für das Basaliom die Hauptverursacher dar. Darüber hinaus gibt es genetisch bedingte Basaliomfälle, die meist schon in jüngeren Lebensjahren auftreten. Weitere Risikofaktoren sind ein heller Hauttyp, ein heruntergefahrenes Immunsystem und viele Sommersprossen.

Man bezeichnet das Basaliom als semi-maligne (halb-bösartig), weil es nur langsam wächst und fast nie im Körper streut (seltener als eins zu eintausend). Es endet so gut wie nie tödlich - vorausgesetzt, man entfernt es: je früher, desto besser.

Es gibt verschiedene Erscheinungsformen des Basalioms, was die Diagnosestellung für den Nichtkundigen manchmal schwierig macht.

Fangen wir mit der klassischen Form an und das ist die knotige. Zunächst entsteht ein glasiges bzw. porzellanartig glänzendes, hautfarbenes oder rosafarbenes Knötchen. Es erinnert viele Patienten anfangs an einen Pickel, der im Gegensatz zu einem richtigen Pickel jedoch nie abheilt. Im Gegenteil: Der Knoten wächst langsam, aber stetig, bis er in der Mitte eine Delle bekommt, die schließlich aufbricht. Es entsteht eine Wunde, die beim Waschen oder bei Berührung leicht und immer wieder blutet. Am Rand sehen Sie eine Art «Wall», der mit feinen Blutgefäßen durchsetzt ist. Letztere erkennt man jedoch oft nur mit einer Lupe.

Im Gegensatz zu manch gutartigen, ähnlich aussehenden Hautveränderungen, z.B. hautfarbenen Muttermalen, wächst das Basaliom stetig weiter und zerstört dabei das umgebende gesunde Gewebe. Wird es nicht entfernt, «frisst» es sich zunehmend durch alle Hautschichten zur Seite und in die Tiefe. Auch vor Knorpel, Knochen und Blutgefäßen macht es keinen Halt, was bei entsprechend langen Verläufen immer größere Probleme bereitet: Schmerzen, stärkere Blutungen, Infektionen ...

Das Basaliom entsteht am häufigsten an den «Sonnenterrassen» des Gesichtes – Nase, Wangen, Ohren, Stirn und Augeninnenwinkel. Zu achtzig Prozent ist es im Kopf-

Halsbereich anzutreffen.

Ebenfalls nicht selten ist eine flachere, oberflächliche (*superfizielle*) Variante, die vor allem am Stamm auftritt und dann «Rumpfhautbasaliom» genannt wird. Es bestehen lange Zeit keine knotigen, sondern kaum tastbare rote Flecken, die nur einen angedeuteten Randwall haben und erst einmal in die Breite wachsen, bevor sie anfangen zu bluten und Wunden entstehen. Leider finden wir davon bei einem Patienten oftmals mehrere und es kommen im Lauf des Lebens immer mal wieder neue dazu. In der Praxis sehen wir diese Basaliomvariante häufig bei Sonnenanbetern und Solarienbesuchern an Bauch, Décolleté und Rücken auch schon in jüngeren Jahren oder bei Menschen, die Medikamente einnehmen müssen, die ihr Immunsystem unterdrücken.

Weitere Sonderformen sind das *pigmentierte* und das *sklerodermiforme* Basaliom.

Bei der *pigmentierten* Variante sorgen braune Farbeinlagerungen für Flecken oder Knoten, die dem schwarzen Hautkrebs (Melanom) zum Verwechseln ähnlich sehen. Zum Glück ist sie bei Weitem harmloser, eben doch nur ein Basaliom.

Sklerodermiforme Basalzellkarzinome haben namensgebend ein narbiges Aussehen. Sie liegen flach in Hautniveau, sind eventuell eingesunken und haben eine blasse oder rosa Farbe. Oft erkennt man keine scharfe Abgrenzung zur umgebenden gesunden Haut, weshalb hier manchmal mehrere Operationen erforderlich sind, bevor es vollständig entfernt ist.

Wo wir schon beim Operieren sind ...

Kommen wir nun zu den Behandlungsmöglichkeiten des Basalioms.

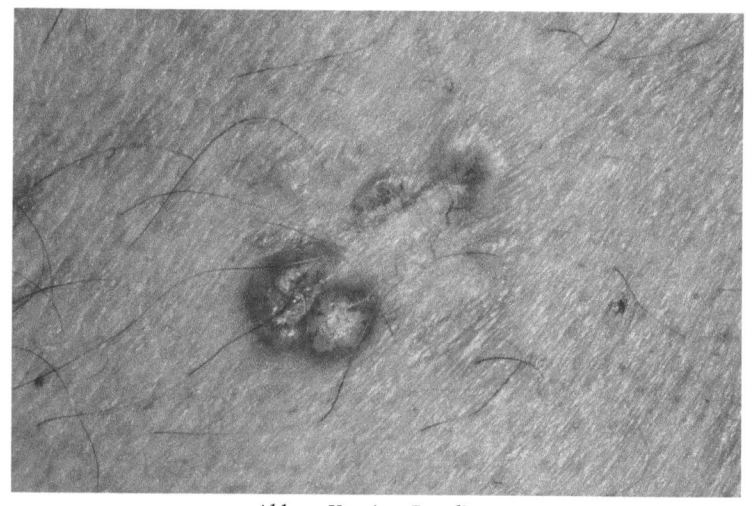

Abb. 10 Knotiges Basaliom

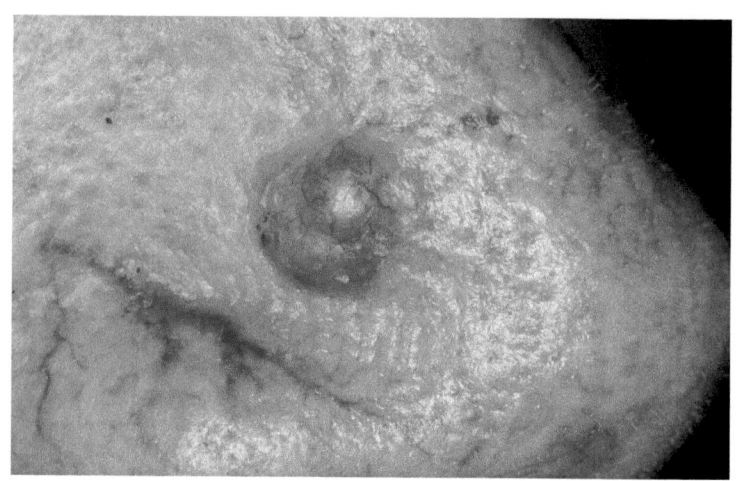

Abb. 11 Basaliom an der Nase

ii.i Operative Entfernung (Exzision)

Die vollständige operative Entfernung des Basalzellkarzinoms stellt die Therapie der ersten Wahl dar. Bei nicht allzu großen Tumoren wird der Eingriff ambulant von einem Hautarzt oder Chirurgen in örtlicher Betäubung durchgeführt. Den Hautkrebs entfernen wir nicht nur für unser Auge vollständig, sondern fügen zur Sicherheit 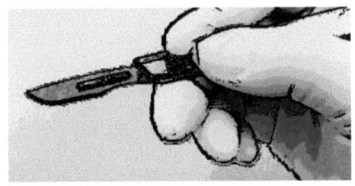 einen Abstand von wenigen Millimetern in die umliegende nicht befallene Haut hinzu. Danach verschließen wir die Wunde meistens direkt mittels Naht und schicken das entfernte Gewebe zur histologischen (feingeweblichen) Untersuchung zu einem Pathologen. Der untersucht mit seinem Mikroskop dabei auch, ob der Krebs vollständig weg ist, wir sagen, ob die «Schnittränder frei von Tumorzellen» sind. Es kommt leider manchmal vor, dass der Hautkrebs in oder unter der Haut von außen unsichtbar weitergewachsen ist. In diesem Fall operieren wir nach, ggf. so oft, bis die Schnittränder tumorfrei sind.

Bei größeren, fortgeschritteneren Fällen muss der Operateur die entstandene Wunde mit aufwendigen Methoden wieder verschließen, d.h. die Haut plastisch rekonstruieren. Besonders um die Nase, die Ohren oder in der Augenumgebung kann es knifflig werden. Bevor er hier die Haut verschließt, will er zuerst sichergehen, dass das Basaliom auch vollständig entfernt ist. Das bedeutet, dass die OP-Wunde nach der ersten Operation noch nicht gleich verschlossen wird, sondern vorübergehend mit einer Kunsthaut versorgt wird. Erst in einem zweiten oder ggf. dritten Schritt erfolgt dann der Wundverschluss mit einer Haut-Verschiebeplastik beispielsweise oder einem Hauttransplantat.

Auch eine offene (sekundäre) Wundheilung ist in manchen Fällen möglich. Dabei werden die Wundränder nicht miteinander vernäht, sondern wir überlassen es der Haut selbst, sich neu zu bilden und zu verheilen. Die anfangs offene Wunde schließt sich von Tag zu Tag sowohl vom Wundgrund, als auch von den seitlichen Wundrändern. Das dauert je nach Größe und Lokalisation wenige Wochen und führt meist zu kosmetisch ansprechenden Resultaten.

Ist das Basaliom vollständig operativ entfernt, beträgt die Heilungsquote 95%. Im Rahmen der Nachsorge achten wir Hautärzte hinterher darauf, dass es nicht wiederkommt und sich auch kein neues in der Nachbarschaft bildet.

Wenn eine Operation hingegen nicht in Frage kommt, zum Beispiel bei immobilen Patienten, sehr großen oder auch sehr oberflächlichen Befunden, gibt es alternative Behandlungsmöglichkeiten (zweiter Wahl), die ich Ihnen im Folgenden vorstelle.

II.2 Kryotherapie

Wie das Vereisen mit flüssigem Stickstoff genau funktioniert, habe ich Ihnen im Kapitel über die aktinischen Keratosen bereits erklärt. Der Vorgang ist bei Basaliomen der gleiche, meist verstärken wir ihn dadurch, dass wir die Haut länger einfrieren und gegebenenfalls mehrmals hintereinander wiederholen.

Die Kryotherapie eignet sich vor allem für oberflächliche Basaliome mit einer Tumordicke von ein bis zwei Millimetern, zum Beispiel bei Rumpfhautbasaliomen. Es handelt sich um eine einfache und schnelle Therapiemethode.

Nachteilig ist, dass wir keine Erfolgskontrolle durch den Pathologen erhalten, weil wir kein Gewebe zur Untersuchung einschicken. Deshalb empfehlen wir hinterher regelmäßige Kontrollen beim Hautarzt, um ein mögliches Wiederauftreten rechtzeitig zu erkennen.

Die intensive Kryotherapie hinterlässt in der Regel nach der Abheilung hellere, depigmentierte Flecken an der Haut, was meiner Erfahrung nach von den Patienten gut toleriert wird – schließlich hätte eine Operation auch eine sichtbare Spur hinterlassen.

II.3 Lasertherapie

Mit dem Licht des Lasers zerstören wir gezielt das Tumorgewebe. Wir tragen es nicht nur ab, sondern 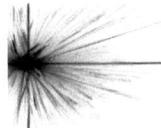 veröden auch den Wundgrund und das randständige Hautgewebe, um einen Sicherheitsabstand zu gewinnen.

Der Eingriff wird in örtlicher Betäubung durchgeführt, vor der Lasertherapie entnehmen wir meist eine Gewebeprobe. In der Regel blutet es nicht, weil die Laserstrahlen Blutgefäße verschließen. Die Wunde wird hinterher nicht vernäht und verheilt wie eine Schürfwunde mit Krustenbildung. Sie können eine fettige Wund- und Heilsalbe oder auch Vaseline auftragen, was die Heilung beschleunigt. Je nach Größe und Lokalisation löst sich der Schorf nach wenigen Wochen. Sie dürfen ohne Einschränkung Duschen und Sport treiben.

Ob das Basaliom dabei wirklich vollständig entfernt wurde, sehen wir nur im weiteren Verlauf im Rahmen der Nachsorge, was der Hauptnachteil des Verfahrens ist.

Weil der Hautkrebs tief, bis mindestens zur Basalzellschicht der Haut, abgetragen wird, bleiben nach dem Ende der Wundheilung oberflächliche Narben bzw. verminderte Pigmentierungen (weiße Flecken) zurück.

Für die technisch Interessierten: Wir nutzen abtragende Lasersysteme wie CO_2- und Erbium-YAG-Laser oder verödende Systeme wie KTP- und Dioden-Laser.

Die Lasertherapie von Basaliomen ist einfach und schnell ambulant durchführbar. Die Erfolgsquote liegt nach meiner eigenen Einschätzung im Vergleich zur klassisch-operativen Methode bei etwa achtzig bis neunzig Prozent, weshalb die Operation das Verfahren der ersten Wahl darstellt. Insbesondere Basaliome, die eine unscharfe Begrenzung aufweisen, sklerodermiforme Varianten beispielsweise, sollten besser operativ entfernt werden. Hier möchten wir vom Pathologen die Auskunft erhalten, ob die Schnittränder tumorfrei sind.

II.4 Imiquimod (Aldara® Creme)

Diesen Wirkstoff habe ich bereits bei der Behandlung von aktinischen Keratosen vorgestellt. Es handelt sich um eine konservative Behandlungsoption, bei der wir ebenso die immunstimulierenden Eigenschaften von Imiqui-mod nutzen.

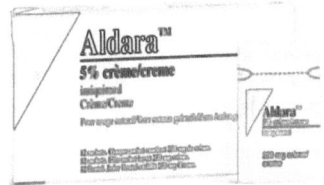

Die Creme wirkt nur bei oberflächlichen Basaliomen (flacher als ein Millimeter) und Rumpfhautbasaliomen zufriedenstellend.

Imiquimod tragen Sie an **fünf Tagen in der Woche** für insgesamt **sechs Wochen** auf, zum Beispiel montags bis freitags täglich und mit einer Therapiepause am Wochenende. Die Creme bleibt jeweils **acht Stunden** auf der Haut, meist über Nacht, und wird danach wieder abgewaschen.

Es resultieren teils heftige (aber erwünschte!) Hautentzündungen an der behandelten Stelle und in der Umgebung, die folgenlos nach Therapieende abheilen.

Diese Methode eignet sich besonders für sehr flächige oder zahlreiche oberflächliche Basaliome, bei denen die operative Entfernung mit einem großen Aufwand und möglicherweise entstellenden Narben verbunden wäre.

Bei der richtigen Auswahl der in Frage kommenden Basaliome können Sie ausgesprochen befriedigende Ergebnisse erzielen. Knotige oder ulzerierte Tumorformen kommen hingegen für Imiquimod nicht in Betracht. Auch hier ist eine anfangs engmaschige klinische Nachsorge ratsam, um den Therapieerfolg sicherzustellen. In Zweifelsfällen entnehmen wir nach Therapieende eine Hautgewebeprobe zur feingeweblichen Untersuchung auf Tumorfreiheit.

II.5 5-Fluorouracil (Efudix® Creme)

Die Creme kommt auch bei aktinischen Keratosen zum Einsatz, dort meist in Kombination mit Salizylsäure zum Ablösen der Hornhautschwiele.

Der Wirkstoff *5-Fluorouracil* ist ein seit langer Zeit bekanntes Zytostatikum: Er hemmt das Wachstum der Tumorzellen, die daraufhin absterben.

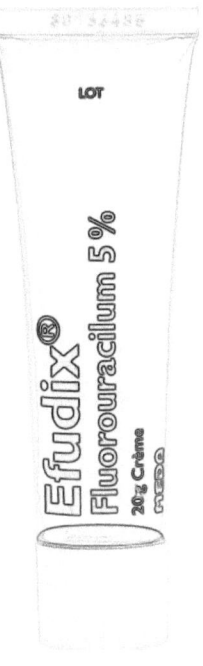

Die Creme tragen Sie beim oberflächlichen Basaliom **morgens und abends** auf die betroffene Haut auf, meist **sechs Wochen** am Stück, je nach Befund ist auch eine längere Anwendung möglich.

Bitte erschrecken Sie im Laufe der Therapie nicht, wenn starke Lokalreaktionen wie Schwellung, Rötung, Blutung, Blasen- und Schorfbildung auftreten. Diese klingen folgenlos innerhalb von zwei bis drei Wochen wieder ab.

Die Therapie mit *5-Fluorouracil* setzen wir mittlerweile nur noch selten ein, da es zumeist elegantere Behandlungsmöglichkeiten für oberflächliche Basaliome gibt. Der

Wirkstoff *Imiquimod* bewirkt nach meiner Erfahrung eine längeranhaltende Rezidivfreiheit, das heißt, die Wahrscheinlichkeit, dass der Hautkrebs wiederkommt, ist geringer.

II.6 Photodynamische Therapie (PDT)

Dieses Verfahren habe ich Ihnen im Kapitel über die Behandlung aktinischer Keratosen bereits vorgestellt.

Die PDT setzen wir nur bei oberflächlichen Basaliomen bis maximal zwei Millimetern Tumordicke ein. Ich empfehle, hier auf jeden Fall zwei Therapiesitzungen pro Behandlungsareal durchzuführen. Warten Sie ab, bis die Entzündungsreaktion nach der ersten Sitzung vollständig abgeklungen ist und lassen Sie die Haut sich regenerieren, bevor Sie die 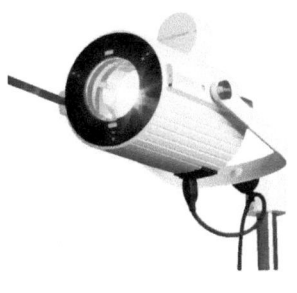 PDT zur Sicherheit wiederholen. Es dürften etwa vier Wochen zwischen den Therapiesitzungen liegen.

Wenn wir nicht sicher sind, ob das Basaliom hinterher wirklich verschwunden ist, entnehmen wir eine Hautgewebeprobe.

Vorteilhaft bei der PDT ist das sehr gute kosmetische Ergebnis nach der Behandlung: Narbenbildung oder Pigmentverschiebungen sind nicht zu erwarten.

Die Ansprechrate ist jedoch bei der Therapie oberfläch-
licher Basaliome etwas niedriger als bei der Behandlung
aktinischer Keratosen.

II.7 Strahlentherapie

Bei größeren inoperablen Basaliomen und älteren Patienten kann dieses Verfahren erwogen werden.

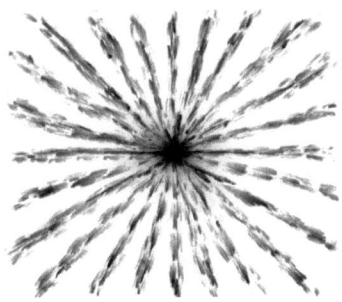

Mit Röntgenweichstrahlen oder schnellen Elektronen wird der Tumor in zahlreichen Sitzungen – je nach Behandlungsprotokoll zirka zwanzig bis vierzig Mal – bestrahlt.

Die Therapie ist schmerzlos und wird ambulant an mehreren Tagen der Woche in entsprechend ausgestatteten strahlentherapeutischen Abteilungen durchgeführt. Meist sind diese an größere Kliniken oder Tumorzentren angegliedert.

Die Ansprechrate ist in der Regel sehr gut, die kosmetischen Ergebnisse ebenso. Von Nachteil ist, dass nach einigen Jahren (vielleicht zehn bis zwanzig Jahre später) häufig Rezidive auftreten. Das heißt, der alte Hautkrebs kommt wieder und dann kann das Hautareal meist nicht noch einmal bestrahlt werden. Auch eine Operation erweist sich dann als äußerst schwierig, weil die bestrahlte Haut nur verzögert oder gar nicht mehr verheilt.

Meiner Meinung nach kommt diese Methode nur in Ausnahmen oder Einzelfällen in Frage. Ich empfehle sie zum Beispiel hochbetagten Patienten, wenn eine Operation mit Krankenhausaufenthalt nicht zumutbar wäre. Allerdings sollte man auch dann den logistischen Aufwand mitberücksichtigen: Der Patient muss von Montag bis Freitag jeden Tag zum Bestrahlungszentrum gebracht werden und das über mehrere Wochen hinweg.

11.8 Vismodegib (Erivedge® Hartkapseln)

Es handelt sich bei diesem Wirkstoff um ein Chemotherapeutikum, das in Kapselform eingenommen wird. *Vismodegib* stoppt das Tumorwachstum und verkleinert das Basaliom zumindest, im Ideal-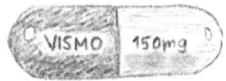fall bildet es sich vollständig zurück. Das hört sich auf den ersten Blick hervorragend an und Sie stellen sich bestimmt die Frage, warum wir Hautärzte den Wirkstoff dann nicht flächendeckend einsetzen und ich ihn erst am Ende des Kapitels bespreche.

Zur Behandlung kommen nur sehr weit fortgeschrittene Basaliome in Frage, die nicht operiert werden können oder bei denen andere Therapieformen versagt haben. Das wäre der Fall, wenn sich das Basalzellkarzinom schon seit Jahren tief in Muskel, Knorpel und Knochen «hineingefressen» hat (*Ulcus terebrans* genannt) oder bereits im Körper gestreut hat. Zum Glück kommen solche Fälle in unserem Dermatologen-Alltag äußerst selten vor!

Die Idee ist oftmals, mit *Vismodegib* die Tumormasse soweit es geht zu verkleinern, um anschließend leichter operieren zu können.

Die Einnahme erfolgt mit einer Kapsel täglich über einen längeren Zeitraum, bei gutem Ansprechen in der Regel monatelang. Entweder solange, bis wir das Basaliom doch operieren können oder unbegrenzt, bis der Tumor trotz Therapie wieder auftritt. Sie sehen also, es geht bei Vismodegib nicht um die Abheilung des Basalioms, sondern nur um die Kontrolle des Wachstums – das ist ganz klar zweite Wahl, wir streben immer die vollständige Heilung an, sofern das medizinisch möglich ist.

Häufige Nebenwirkungen des Chemotherapeutikums sind Geschmacksstörungen, Appetitlosigkeit, Magen-Darm-Beschwerden, Muskel- und Gelenkschmerzen sowie Haarausfall.

Die Therapie mit *Vismodegib* erfolgt nach intensiver Aufklärung und unter kontinuierlicher engmaschiger, individueller Kontrolle.

II.9 Nachsorge des Basalioms

Bei Menschen, die schon einmal ein Basaliom hatten, können Jahre später erneut Basaliome auftreten. Ursächlich dafür sind die jeweiligen Risikofaktoren, die natürlich auch nach der Entfernung des Hautkrebses Bestand haben. Bleiben Sie wachsam, ob Sie Hinweise für ein neues Basaliom an Ihrer Haut finden. Andererseits muss nicht hinter jedem «Pickel» wirklich ein Hautkrebs stecken ...

Selbst bei vollständig operativ entfernten Basaliomen können manchmal später **Rezidive** (Rückfälle) auftreten. Die wachsen im Randbereich oder in unmittelbarer Nachbarschaft der alten OP-Narbe. Ursächlich für diese Rezidive sind kleinste Zellnester, die schon der ursprüngliche Basaliomherd in die Hautumgebung geschickt hat wie Satelliten, die um einen Planeten kreisen. Als Operateur sehen wir die mikroskopisch kleinen Zellnester mit bloßem Auge nicht, sonst würden wir sie selbstverständlich gleich mitoperieren.

Zum Nachschauen, ob Rückfälle oder gar neue Basaliome aufgetreten sind, gibt es die Nachsorge. Das macht Ihr Hautarzt in den ersten zwei Jahren häufiger, meist **alle drei bis sechs Monate,** je nach Basaliomtyp und Risikoeinschätzung. Danach reichen sechs- bis zwölfmonatige Intervalle aus, die fließend in die ohnehin sinnvolle jährliche Hautkrebsvorsorge münden.

Und selbstverständlich sind auch Sie als Patient bei der Kontrolle und Inspektion Ihrer Haut gefragt: Gibt es irgendwo an der Haut neue rote Flecken oder Knötchen, die Sie noch nicht kennen und die nicht innerhalb weniger Wochen wieder abgeheilt sind? Falls ja, zeigen Sie diese Flecken Ihrem Hautarzt. Aber keine Panik, es muss ja nicht immer gleich ein Hautkrebs dahinter stecken. Oftmals sind es gutartige Hautveränderungen, wie zum Beispiel Warzen, Talgzysten oder ein hartnäckiges Ekzem, die sich schlimmer darstellen, als sie sind.

Und selbst wenn es doch ein neuer Hautkrebs sein sollte, haben Sie ihn bestimmt so rechtzeitig entdeckt, dass eine Entfernung einfach zu bewerkstelligen ist.

12. Das Plattenepithelkarzinom (Spinaliom, Stachelzellkrebs)

Das *Spinaliom* kommt als der bösartigere unter den hier vorgestellten Formen des hellen Hautkrebses daher. Er geht aus entarteten Hautzellen (Keratinozyten) hervor. Entweder entwickelt es sich aus zuvor bestehenden aktinischen Keratosen zum Karzinom weiter oder es entsteht ohne Vorstufe direkt in (vermeintlich) gesunder Haut.

In Europa erkranken jährlich etwa 25-30 Menschen pro 100.000 Einwohnern, Männer doppelt so häufig wie Frauen. Das mittlere Alter der Patienten beträgt um die siebzig Jahre.

Das Plattenepithelkarzinom wächst in der Regel schneller als das Basaliom und bildet innerhalb weniger Monate immer größer werdende harte, verhornte, manchmal warzenartige Knoten an der Hautoberfläche. Diese sind meist symptom- und schmerzlos, brechen im Verlauf auf, bluten und bilden nicht heilende Wunden.

Da die UV-Exposition als wichtigste Ursache auch hier die Hauptrolle spielt, treten zirka achtzig Prozent aller Karzinome im Kopfbereich auf. Am häufigsten finden wir sie an der Glatze, den Ohren und der Unterlippe. Auch an den sonnenexponierten Außenseiten der Arme und Handrücken können sie auftreten. Seltener wachsen

Spinaliome im Genital- oder Analbereich. Hier sind meistens bestimmte Virustypen (*Humane Papillomaviren, HPV*) an der Entartung der Zellen beteiligt.

Nicht unerwähnt lassen möchte ich seltenere Sonderformen des Spinalioms, da sie häufig über eine (zu) lange Zeit nicht als Hautkrebs erkannt werden.

An der **Unterlippe** sehen wir das Karzinom als plattenartige Verhärtung, meist bestanden zuvor schon schorfige Verhornungen, die wir Cheilitis actinica nennen und die nichts anderes als aktinische Keratosen der Unterlippe sind.

An **Fußsohlen** kann es Dornwarzen imitieren, auch an den Fingerkuppen um die Nägel herum erinnert dieser Hautkrebs an Warzen.

Nichtheilende **Geschwüre** an den Unterschenkeln sind zwar meistens die Folge einer gestörten Blutversorgung der Haut durch Krampfadern oder verengte Beingefäße, dahinter kann sich jedoch auch ein Plattenepithelkarzinom verbergen. In Zweifelsfällen entnehmen wir Hautärzte dann zur Klärung eine kleine Hautprobe.

Werden Spinaliome nicht entfernt, wachsen sie zerstörerisch und unaufhaltsam in alle Richtungen weiter - in die Breite und in die Tiefe der Haut - und zerstören dabei sämtliche Strukturen, die ihnen im Weg sind: Auch vor Muskeln, Knochen sowie Lymph- und Blutgefäßen machen sie keinen Halt.

Dieses Verhalten erklärt die Tatsache, dass sich beim

Plattenepithelkarzinom wesentlich häufiger Metastasen, d.h. Absiedlungen in andere Organe bilden. Die Metastasierungshäufigkeit liegt bei immerhin fünf Prozent aller Fälle. Am häufigsten wandert es in die nächstgelegenen Lymphknoten, bei fortgeschrittenen Verläufen können auch Metastasierungen über die Blutbahn in andere Organe auftreten.

Als Nächstes schauen wir uns an, wir Sie ein Spinaliom wieder loswerden.

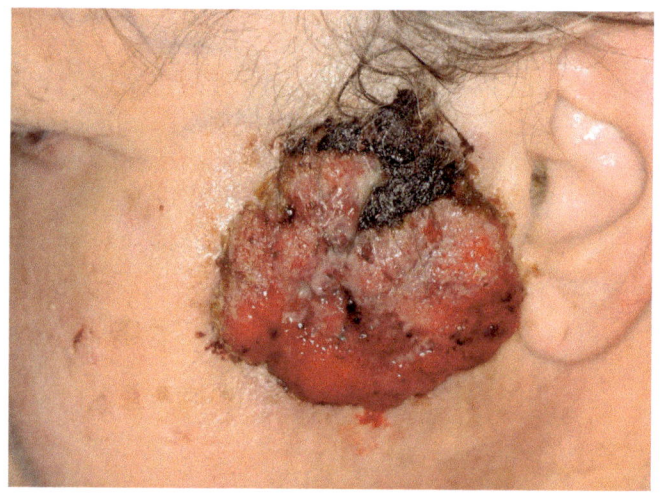

Abb. 12 Fortgeschrittenes Spinaliom an der linken Wange

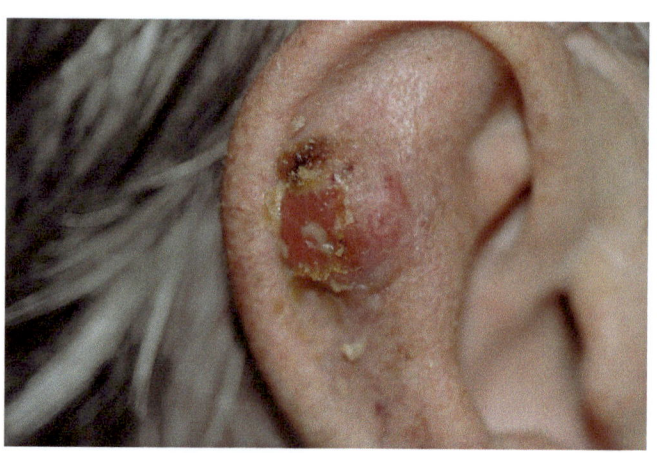

Abb. 13 Spinaliom am rechten Ohr

Die Therapie des Plattenepithelkarzinoms

12.1 Operation

Die vollständige operative Entfernung des Karzinoms mit einem Sicherheitsabstand zur gesunden Haut hin stellt mit Abstand die Therapie der ersten Wahl dar. Die Methode habe ich bereits im Kapitel zur Behandlung des Basalioms beschrieben, das Vorgehen ist bei der Entfernung des Spinalioms identisch.

Meist wird der Eingriff ambulant von uns Hautärzten oder (plastischen) Chirurgen in örtlicher Betäubung durchgeführt.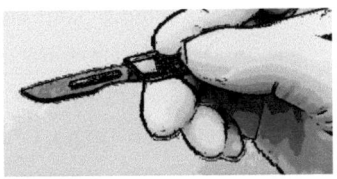
Wir versuchen dabei, den Hautkrebs möglichst vollständig zu entfernen und fügen zur Sicherheit einen Abstand von ein paar Millimetern in die umliegende nicht befallene Haut hinzu. Danach verschließen wir sie für gewöhnlich direkt mittels Naht und schicken das entfernte Gewebe zur histologischen (feingeweblichen) Untersuchung zu einem Pathologen. Der untersucht mit seinem Mikroskop dabei, ob der Krebs vollständig weg ist, und ob die «Schnittränder frei von Tumorzellen» sind.

Sollten die Schnittränder wider Erwarten noch mit Krebszellen durchsetzt sein, operieren wir nach – gegebenenfalls so lange, bis sie vollständig tumorfrei sind.

Bei größeren, fortgeschritteneren Fällen muss der Operateur die entstandene Wunde mit aufwendigen Methoden wieder verschließen, d.h. die Haut plastisch rekonstruieren. Besonders um die Nase, die Ohren oder in der Augenumgebung kann es knifflig werden. Bevor er hier die Haut endgültig verschließt, will er zuerst sichergehen, dass das Basaliom auch vollständig entfernt ist. Das bedeutet, dass die OP-Wunde nach der ersten Operation noch nicht gleich verschlossen wird, sondern zunächst mit einer Kunsthaut versorgt wird. Erst in einem zweiten oder ggf. dritten Schritt erfolgt dann der Wundverschluss mit beispielsweise einer Verschiebeplastik oder einem Hauttransplantat.

Auch eine offene (sekundäre) Wundheilung ist in manchen Fällen möglich. Dabei werden die Wundränder nicht miteinander vernäht, sondern wir überlassen es der Regenerationsfähigkeit der Haut selbst, sich neu zu bilden und zu verheilen. Die anfangs offene Wunde schließt sich von Tag zu Tag sowohl vom Wundgrund, als auch von den seitlichen Wundrändern her. Das dauert je nach Größe und Lokalisation wenige Wochen und führt meist zu kosmetisch ansprechenden Resultaten.

Aufgrund einer möglichen Metastasierung des Plattenepithelkarzinoms empfehlen wir ab einer Tumordicke von zwei Millimetern eine Ultraschalluntersuchung der umliegenden Lymphknoten. Sollten diese bereits befallen sein, entfernen Chirurgen die betroffene Lymphknoten-station und wir schließen eine Strahlentherapie an.

Die Strahlentherapie kann auch zum Einschmelzen des Primärtumors eingesetzt werden, davon mehr im nächsten Kapitel.

12.2 Strahlentherapie

Eine Alternative oder Ergänzung bei nicht vollständig operativ entfernbaren Spinaliomen stellt die Strahlen-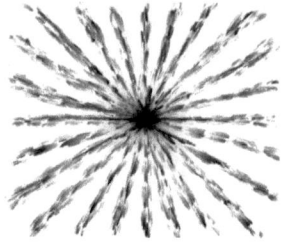therapie mit Elektronen oder Protonen dar, wie bereits im Kapitel zur Therapie des Basalioms beschrieben. Je nach Behandlungsprotokoll sind zwanzig bis vierzig Sitzungen erforderlich. Meist werden wöchentlich fünf Bestrahlungen durchgeführt.

Die Therapie ist schmerzlos und wird ambulant in entsprechend ausgestatteten strahlentherapeutischen Abteilungen durchgeführt. Meist sind diese an größere Kliniken oder Tumorzentren angegliedert.

Die Ansprechrate ist hoch, die kosmetischen Ergebnisse ebenso. Von Nachteil ist, dass nach einigen Jahren (vielleicht zehn bis zwanzig Jahre später) häufig Rezidive auftreten. Das heißt, der alte Hautkrebs kommt wieder und dann kann das Hautareal meist nicht noch einmal bestrahlt werden. Auch eine Operation erweist sich in dieser Situation als äußerst schwierig, weil die bestrahlte Haut nur verzögert oder gar nicht mehr verheilt.

Meiner Meinung nach kommt diese Methode nur in Ausnahmen oder Einzelfällen in Frage. Ich empfehle sie zum Beispiel hochbetagten Patienten, wenn eine Operation mit Krankenhausaufenthalt nicht zumutbar wäre. Allerdings sollte man auch dann den logistischen Aufwand mitberücksichtigen: Der Patient muss meist von Montag bis Freitag jeden Tag zum Bestrahlungszentrum gebracht werden und das über mehrere Wochen hinweg.

12.3 Chemotherapie

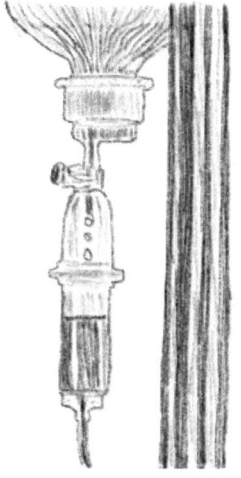

Die Chemotherapie zur Behandlung des Plattenepithelkarzinoms kommt nur in fortgeschrittenen Fällen in Betracht, wenn bereits eine (nicht operable) Fernmetastasierung vorliegt.

Sie wird dann zur Begrenzung des weiteren Wachstums und zur Verkleinerung des Tumors eingeleitet.

Verschiedene Substanzen kommen hier in Frage, in erster Linie empfehlen Experten derzeit eine Kombination von *Cisplatin* mit *5-Fluorouracil*. Alternativ kann *Methotrexat* als alleiniger Wirkstoff eingesetzt werden. Die Ansprechrate beträgt dabei bescheidene zwanzig bis vierzig Prozent. Eine Kombination von *Cetuximab* und *Paclitaxel* stellt eine weitere Option dar.

Spezialisierte onkologische Zentren übernehmen die Gabe der Chemotherapien und die Überwachung des Patienten. Dabei werden auf die individuelle Situation abgestimmte Präparate und Dosierungen eingesetzt, weshalb ich Sie im Rahmen dieses Ratgebers nicht mit zu vielen Details und Eventualitäten überfrachten möchte.

Ziel einer Chemotherapie ist die Kontrolle des ungebremsten Tumorwachstums und damit eine Verlängerung der Überlebenszeit, wobei die Lebensqualität unter den möglichen Nebenwirkungen nicht zu sehr leiden darf.

Regelmäßige Untersuchungen durch Blutentnahmen, Ultraschalltechnik, Computertomographie (CT) und Kernspintomographie (MRT) dienen der Erfolgskontrolle.

Ich möchte das Kapitel über die Chemotherapie nicht beenden, ohne eine abschließende positive Anmerkung vorzunehmen.

Die Onkologie macht in den letzten Jahren bemerkenswerte Fortschritte. Mit dem genaueren Verständnis der Wachstumsprozesse in der Tumorbiologie eröffnen sich eine Reihe vielversprechender neuer Therapiemöglichkeiten, beispielsweise wachstumshemmende Antikörper wie *Nivolumab* oder *Pembrolizumab*, deren Effizienz beim Plattenepithelkarzinom gerade untersucht werden.

12.4 Prognose

Die Prognose ist beim Plattenepithelkarzinom im Wesentlichen von der **Lokalisation** und der **Dicke** des Tumors abhängig.

Bei vollständiger operativer Entfernung **dünner Spinaliome** (kleiner als zwei Millimeter Tumordicke und kleiner als zwei Zentimeter Tumordurchmesser) ist die Aussicht auf eine Heilung sehr gut: Die Wahrscheinlichkeit einer Metastasierung tendiert in diesen Fällen gegen null Prozent!

Lokalisationen am Ohr, an der Schläfe, an der Lippe, im Genital- und Analbereich stellen hingegen Risikofaktoren und damit eine schlechtere Prognose (höhere Wahrscheinlichkeit einer Metastasierung) dar.

Weitere prognostisch ungünstige Faktoren sind ein schnelles Wachstum des Tumors, ein Tumordurchmesser über zwei Zentimeter, Einwachsen in das Gewebe jenseits des Unterhautfettgewebes, Ulzeration (Geschwürbildung) und Auftreten des Spinalioms bei Immunschwäche.

Im Falle einer bereits eingetretenen Fernmetastasierung ist die Erkrankung leider nicht mehr heilbar. Die 5-Jahres-Überlebensrate liegt dann bei nur 25-50%.

12.5 Nachsorge

Ein einheitliches Nachsorgeschema gibt es bislang (erstaunlicherweise) nicht, deshalb beruhen meine folgenden Empfehlungen auf einem Vorschlag der Universitäts-Hautklinik in Tübingen:

Klinische Kontrollen mit Tastuntersuchung der regionalen Lymphknoten bei **Niedrig-Risiko**-Spinaliomen (unter zwei Millimetern Tumordicke) ein Mal jährlich, bei **mittlerem Risiko** (zwei bis fünf Millimeter Dicke) zwei Mal jährlich und bei **hohem Risiko** vier Mal jährlich.

Die Nachsorge sollte in allen Fällen für fünf Jahre erfolgen.

Bei zweifelhaften Tastbefunden der Lymphknoten sollte ergänzend eine Ultraschalluntersuchung durchgeführt werden.

13. Fazit und Zusammenfassung

Bevor Sie diesen Ratgeber aus der Hand legen, möchte ich ein paar Anmerkungen zum Schluss anfügen und damit die wesentlichen Aspekte zum Thema zusammenfassen.

Der gemeinsame Nenner aller Arten des hellen Hautkrebses ist meist die Verursachung durch UV-Strahlen. Strategien zur Vermeidung der Krebsentstehung zielen allesamt darauf ab, die **UV-Einwirkung auf ein gesundes Maß zu reduzieren:** Gehen Sie nicht ins Sonnenstudio, achten Sie auf schützende Kleidung und seien Sie nicht zu geizig mit der Sonnenschutzcreme.

Aber bitte verstecken Sie sich vor lauter Angst nicht gleich im Keller oder hinter heruntergelassenen Rollläden in Ihrer Wohnung – **wir brauchen die Sonne** schließlich auch für eine ausgeglichene Stimmungslage und unsere Vitamin-D-Produktion.

Nutzen Sie die Hautkrebsvorsorge. Der Gesetzgeber hat seit 2008 den Anspruch darauf festgeschrieben. Alle gesetzlich Versicherten dürfen ab 35 Jahren jedes zweite Jahr zum Hautkrebs-Screening ihren Haus- oder Hautarzt aufsuchen, viele Krankenversicherungen erlauben es auch unter 35-Jährigen und manche sogar jedes Jahr.

Schauen Sie sich und Ihren Partner regelmäßig selbst an. Sollten Sie eine hautkrebsverdächtige Läsion bemerken, schieben Sie die Entfernung nicht auf die lange Bank, denn ...

... Je früher der Hautkrebs entfernt wird, umso günstiger ist die Prognose. Das «Gute» am hellen Hautkrebs ist, dass die **Aussicht auf Heilung** nahezu einhundert Prozent beträgt, wenn er zum Zeitpunkt der Entfernung noch dünn war.

Andersherum gilt: **Nicht jeder Pickel, jede Warze oder jeder rote Fleck muss gleich ein Hautkrebs sein!** Geraten Sie nicht unnötig in Panik – wir Hautärzte lieben es übrigens, Ihnen die gute Nachricht zu übermitteln, dass Sie gar keinen Krebs haben.

Abschließend wünsche ich Ihnen – unabhängig davon, ob Sie selbst Patient(in), Angehörige(r) oder allgemein Interessierte(r) sind – **für Ihre Gesundheit und Ihre Zukunft alles Gute!**

Ihr

Dr. med. Dirk Hasselmann

14. Weiterführende Informationen

Broschüren der Deutschen Krebshilfe:

www.krebshilfe.de

Hautkrebs - Antworten. Hilfen. Perspektiven.

Präventionsratgeber - Der beste Schutzfaktor. Hautkrebs früh erkennen

Präventionsratgeber - Ins rechte Licht gerückt. Krebsrisikoratgeber Solarium

Präventionsratgeber - Sommer, Sonne, Schattenspiele. Gut behütet vor UV-Strahlung

Stockfleth, Eggert: Hautkrebs - ein Leitfaden für die Praxis. ISBN 978-3-8374-2042-5

Aktuelle Leitlinien im Internet:

www.derma.de > Für Patienten > Leitlinien